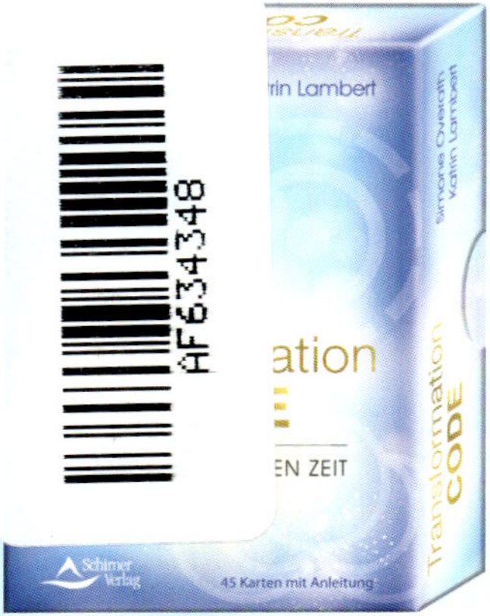

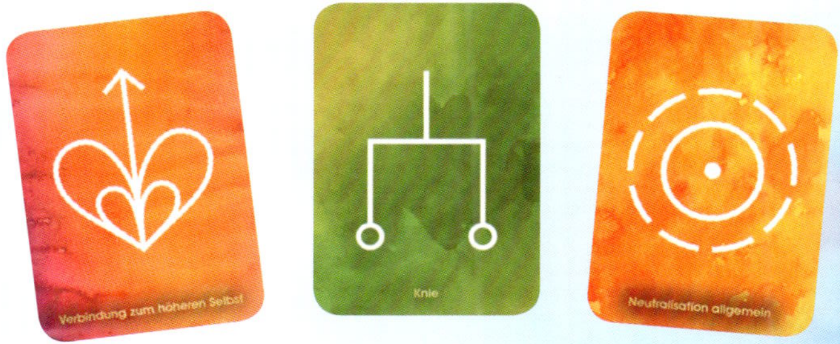

»Sobald Sie das vereinheitlichte Feld und die Prinzipien von Frequenz, Resonanz und Dissonanz verstehen, können Sie alles in Ihrem Leben verändern.«

Katrin Lambert

Katrin Lambert, Simone Overath

Transformation Code – Symbole der Neuen Zeit

ISBN-13: 978-3-8434-9186-0

Set aus 45 Karten mit 47-seitigem Begleit-Heft

D € 24,95 | A € 25,70

Auf dem Weg in ein neues Zeitalter – Zeichen der heiligen Geometrie sind ein hochenergetisches Werkzeug, mit dem wir uns auf der physischen, psychischen und spirituellen Ebene harmonisieren können. Die Symbole dieses Kartensets entstammen der Quelle allen Seins. Wir empfinden sofort eine Verbundenheit mit ihnen, und ganz leicht zeichnet sich die Lösung aller unserer Themen ab: Zahnprobleme, Verlust, weibliche Kraft, Bezug zur Natur, Empfänglichkeit für höhere Ebenen – die Symbole der Neuen Zeit bereichern unser Leben und dienen kraftvoll unserem individuellen Weg.

Jetzt bestellen unter 06151-39183128 • oder gleich in Ihrer Buchhandlung kaufen • www.schirner.com

Schirner Verlag

Alle Angaben werden vertraulich behandelt.
* Der Newsletter kann jederzeit abbestellt werden.

Name/Vorname: ______________________

Straße: ______________________

PLZ, Ort: ______________________

Telefon: ______________________

E-Mail: ______________________

Geburtsdatum: ______________________

Bitte senden Sie mir:

- ☐ weitere Informationen aus dem Schirner Verlag
- ☐ den Schirner Newsletter (nur als E-Mail*)
- ☐ das SPIRIT live & Schirner Magazin

Diese Karte entnahm ich dem Buch:

____

Würden Sie dieses Buch weiterempfehlen?

____

Vielen Dank!

Bitte freimachen, falls Marke zur Hand ❤

Antwort

Schirner Verlag
Birkenweg 14a
D-64295 Darmstadt

Schirner Verlag

Ulli Felber

WALDBADEN

Das kleine Übungshandbuch für den Wald

Schirner Verlag

Liebe Leserin, lieber Leser, dieses Buch ist in der Du-Form geschrieben, weil es viele Übungen enthält, die dabei unterstützen möchten, die eigene Wahrnehmung zu schulen, die eigenen Sinneswelten zu entdecken und ganz persönliche Rituale entstehen zu lassen. Die Du-Form stärkt das Bewusstsein, dass Autorin und Leser sich auf Augenhöhe begegnen können.

ISBN Printausgabe: 978-3-8434-5169-7
ISBN E-Book: 978-3-8434-6388-1

Ulli Felber:
Waldbaden
Das kleine Übungshandbuch
für den Wald

Schirner Verlag GmbH & Co. KG
Birkenweg 14 a, 64295 Darmstadt
E-Mail: gpsr@schirner.com

Umschlag: Murat Karaçay, Schirner, unter Verwendung eines Bildes von Sabrina Gössler und #578086492, (©Pensiri), www.shutterstock.com
Layout: Marie Springer, Schirner
Lektorat: Kerstin Noack, Schirner
Druckproduktion: Ren Medien GmbH, Filderstadt
Printed in Czech Republic

www.schirner.com

9. Auflage Mai 2025

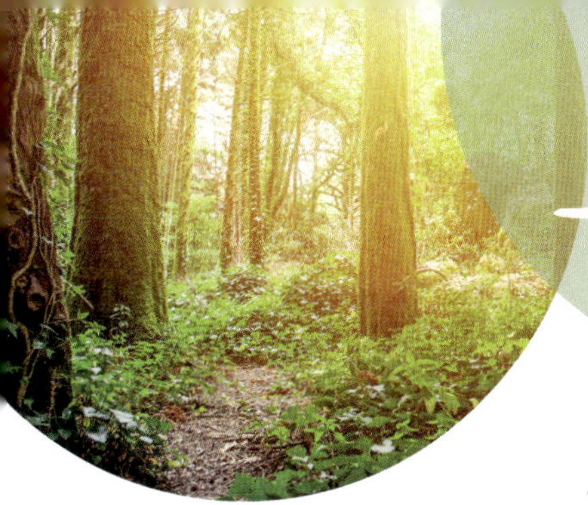

Inhalt

SEELE:

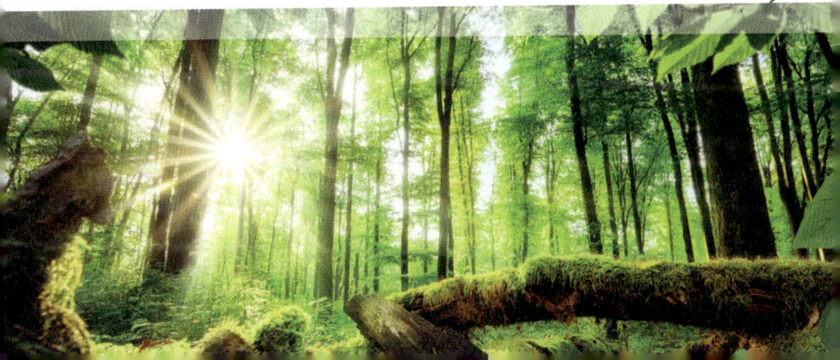

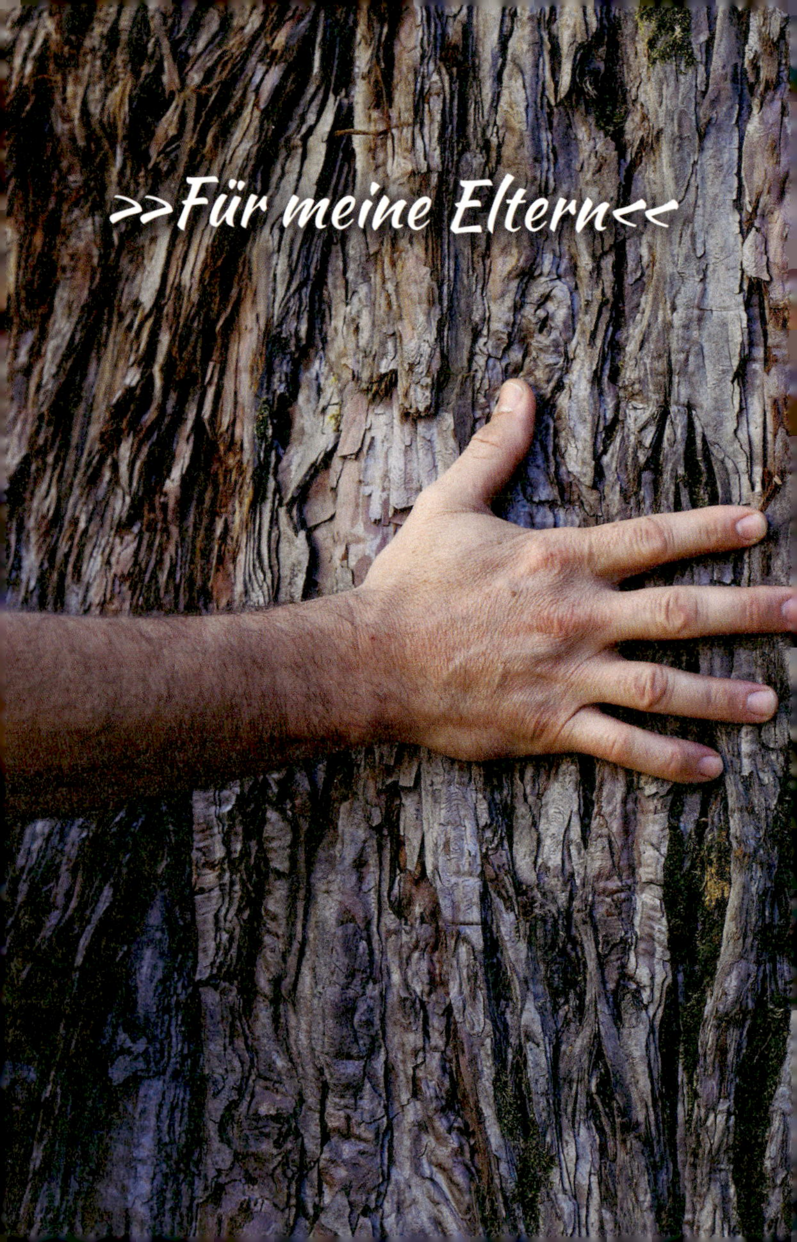
>>Für meine Eltern<<

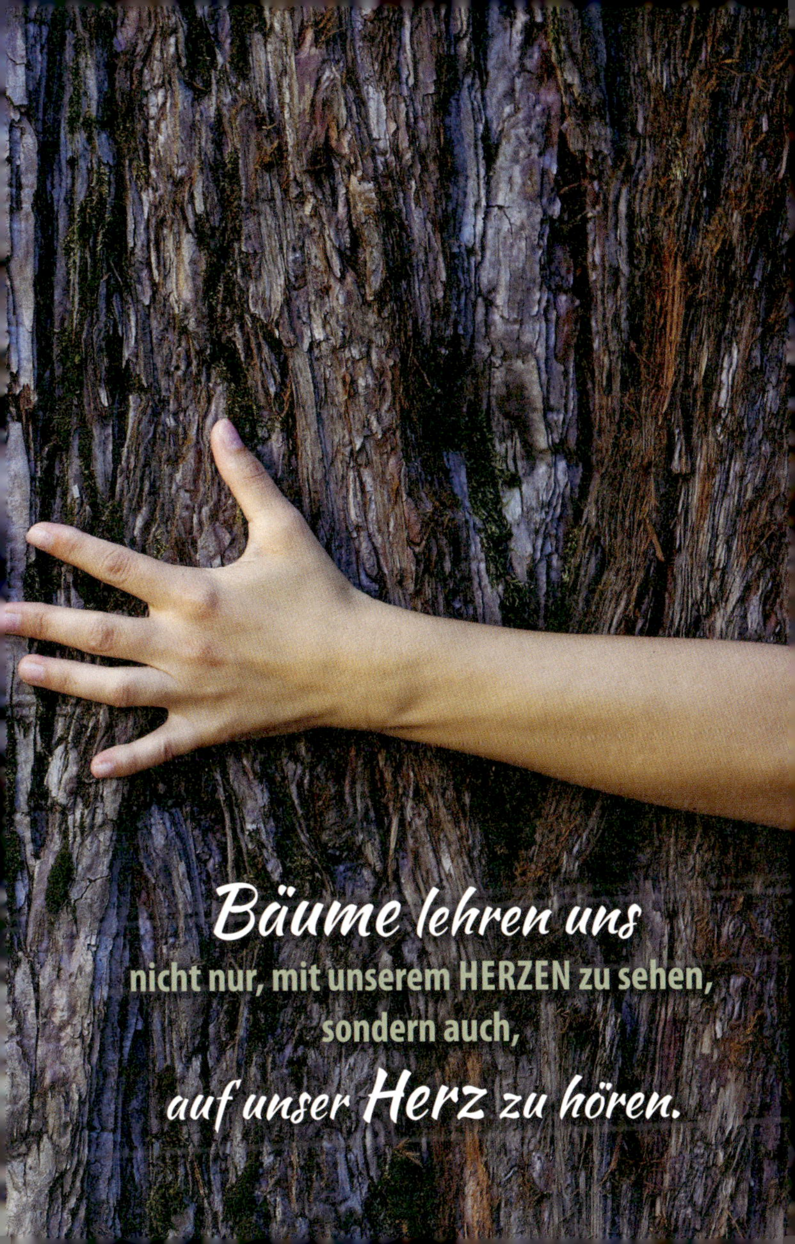
Bäume lehren uns
nicht nur, mit unserem HERZEN zu sehen,
sondern auch,
auf unser Herz zu hören.

Vorwort:

WILLKOMMEN IM WALD!

Schön, dass mein Buch den Weg in deine Hände gefunden hat. Egal, ob du ohnehin begeisterte/-r Waldgänger/-in bist oder du den Wald erstmals für dich entdecken möchtest: Dieses Buch soll dir als Inspiration dienen, den Wald aus verschiedenen, teils bekannten, sicherlich aber auch aus ganz neuen Perspektiven zu erleben. Nimm das Büchlein einfach mit in den Wald, und suche dir spontan Übungen aus, die dir gefallen. Ich wünsche dir viel Freude beim Eintauchen in die Waldatmosphäre!

Einleitung

WAS IST WALDBADEN?

Die Praxis des Waldbadens hat ihre Ursprünge vermutlich in China und ist über 2500 Jahre alt. In den 1980er-Jahren hat man in Japan dieses alte Wissen um die Heilkraft des Waldes aufgegriffen und populär gemacht. Dort wird Waldbaden »Shinrin Yoku« genannt, was frei übersetzt so viel bedeutet wie »Eintauchen in die Waldatmosphäre«. Hierzulande hat sich der Begriff »Waldbaden« etabliert.

Unter Waldbaden versteht man das bewusste Verweilen im Wald – mit dem Zweck, sich zu erholen und die eigene Gesundheit zu stärken.

Um die Heilkraft des Waldes zu nutzen, musst du kein spiritueller Mensch sein. Teils jahrzehntelange Studien aus aller Welt und den verschiedensten Bereichen der Medizin und Psychologie belegen die Heilkraft des Waldes vielfach – mit erstaunlichen Ergebnissen. Nichtsdestotrotz schließt das eine das andere natürlich nicht aus.
Wer ohnehin gern in den Wald geht, benötigt eigentlich keine »Beweise«, sondern weiß selbst, wie gut ein

Waldbesuch Körper, Geist und Seele tut. Dennoch, ein paar spannende Fakten möchte ich dir nicht vorenthalten.

Ein Waldspaziergang
kann bereits ausreichen, um merkbar Stress abzubauen, die Konzentration zu fördern und die Stimmung aufzuhellen.

Außerdem kann Waldbaden dabei helfen,

- den Stressabbau zu fördern,
- das Immunsystem zu stärken,
- die Genesung zu unterstützen,
- die Stimmung aufzuhellen,
- den Blutdruck zu harmonisieren,
- Schlafstörungen zu mindern,
- die Konzentration zu verbessern,
- Atemprobleme und Lungenkrankheiten zu lindern,
- die Bildung der natürlichen Killerzellen zu steigern und damit potenzielle Krebszellen zu zerstören
- sowie die Herzschutzsubstanz DHEA zu bilden.

WIE WIRKT DER WALD?

Verantwortlich für die positiven Effekte des Waldbadens sind eine Reihe von unterschiedlichen Faktoren, beispielsweise die typischen Waldgeräusche wie das Rauschen der Blätter, das Summen der Insekten oder das Zwitschern der Vögel oder die vielen verschiedenen Grüntöne, die eine beruhigende Wirkung auf unsere Psyche haben. Aber auch die Waldatmosphäre an sich, der in sich »geschlossene« Raum fern des Alltags, fern von sozialen Maßstäben sowie der typische Waldduft, der viele von uns an die Kindheit oder an geruhsame Natururlaube erinnert.

Apropos Waldduft: Verantwortlich für diesen sind in erster Linie die sogenannten »Terpene« – flüchtige organische Substanzen, die unter anderem von Bäumen abgesondert werden und auf die unser Immunsystem umgehend reagiert. Viele der Terpene sind essenzieller Bestandteil der herrlichen Waldluft, die viele von uns so gern mögen.

Mein Tipp: Wenn du mehr über die Heilkraft des Waldes und die Ergebnisse internationaler Forschungen wissen möchtest, empfehle ich dir als Einstieg zum Beispiel »Der Heilungscode der Natur« von Clemens G. Arvay oder »Shinrin Yoku – heilsames Waldbaden« von Yoshifumi Miyazaki.

Auf Nasenhöhe

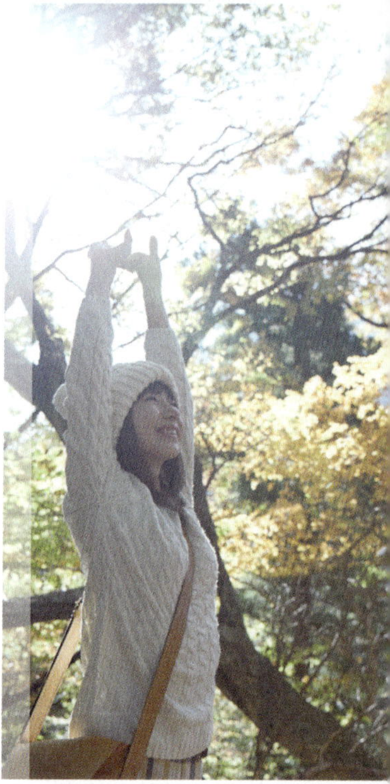

Die ganze Waldluft ist erfüllt von heilsamen Terpenen. Während Büsche und Sträucher am Waldesrand das Innere des Waldes vor Wind schützen, sorgt das Blätterdach der Baumkronen dafür, dass sich die Terpene nicht verflüchtigen oder durch die UV-Strahlung zerstört werden. Wenn du also einen Wald betrittst, befindest du dich mitten in einem abgeschlossenen System, das dir und deinem Körper im wahrsten Sinne des Wortes rundum guttut. Übrigens: Die stärkste Konzentration an Terpenen befindet sich praktischerweise direkt auf Nasenhöhe.

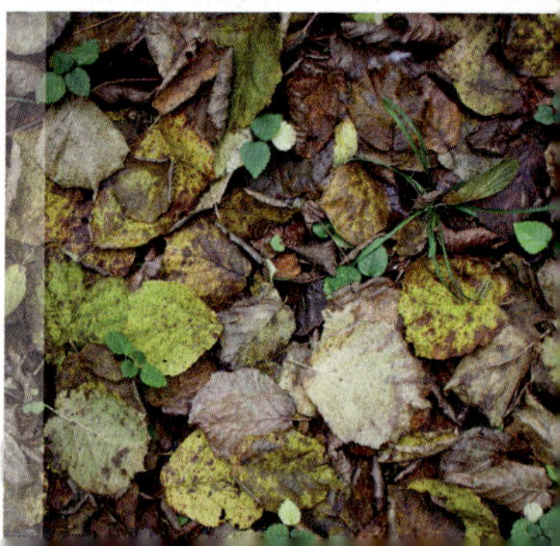

FÜR WEN IST WALDBADEN GEEIGNET?

Für wirklich jeden! Ganz gleich, ob alt oder jung, gesund oder krank, aktiv oder gemütlich. Man benötigt keine speziellen Voraussetzungen für das Waldbaden – nur die Offenheit, sich auf den Wald als Ort der Ruhe und Kraft einzulassen.

IN ASIEN UND HIERZULANDE

In Japan hat man schon sehr früh begonnen, den Wald mit seinen facettenreichen Eigenschaften in medizinische und psychotherapeutische Therapien zu integrieren – sowohl zur Behandlung als auch präventiv. Heute ist begleitetes Waldbaden in Japan, China, Taiwan sowie Korea schulmedizinisch anerkannt und wird teilweise sogar von den Krankenkassen bezahlt. So weit sind wir in Europa zwar noch nicht, aber viele von uns befinden sich in der glücklichen Lage, den Wald sozusagen vor der Haustüre oder zumindest in erreichbarer Nähe zu haben. Und das Beste daran: Der Wald steht uns allen offen, und wir können ihn jederzeit kostenlos für uns nutzen! Natürlich immer respektvoll gegenüber der jeweiligen Pflanzen- und Tierwelt.

Waldbaden:

EINFACH SO ODER MIT GEZIELTEN ÜBUNGEN?

Hierzulande findet man ganz unterschiedliche Ansätze zum Thema »Waldbaden«. Jedenfalls tut ein Aufenthalt im Wald immer gut, egal, ob man wandert, radelt, joggt oder einfach nur dasitzt. Eigentlich muss man nichts Besonderes tun. Aber man kann: Denn durch gezielte Übungen kann die Wirkung des Waldes intensiviert werden. Beispielsweise, indem man durch eine bewusste Atmung die Aufnahme von Terpenen erhöht oder durch gezielte Übungen den Entspannungszustand vertieft. Darum möchte ich dich einladen, einfach verschiedene Übungen aus diesem Buch auszuprobieren!

Hinweis: Alle Übungen in diesem Buch kannst du jederzeit durchführen, auch wenn du nur einen kurzen Spaziergang machst. Wie du dich vorbereiten kannst, wenn du wirklich einmal einen ganzen Tag im Wald verbringen und ausgiebig waldbaden möchtest, erfährst du auf den folgenden Seiten.

Tipp

GANZ SCHÖN CLEVER: BAUM UMARMEN

Oft belächelt, allerdings ganz zu Unrecht: Viele der heilsamen Terpene befinden sich auch in der Rinde der Bäume. Diese kann man wunderbar einatmen, wenn man einen Baum umarmt!

Waldwellness: DEIN TAG IM WALD

Wenn du die Heilkraft des Waldes ganz intensiv für dich nutzen möchtest, dann gönne dir ab und an einen ganzen Tag oder zumindest mehrere Stunden im Wald! Jeder Waldbesuch tut Körper, Geist und Seele gut, auch wenn es nur ein kurzer ist. Je länger du aber im Wald verweilst, desto nachhaltiger ist die Wirkung.

Eingangs habe ich bereits erwähnt, dass nach einem Tag im Wald die natürlichen Killerzellen in unserem Körper um bis zu 40% gesteigert werden und dieser Effekt noch dazu bis zu zwei Wochen anhält. Das ist nicht nur beeindruckend, sondern auch wertvoll! Denn diese Killerzellen sind ein wichtiges Element unseres Immunsystems, vor allem bei der Abwehr von Krankheitserregern. Außerdem werden in dieser Zeit im Wald die Produktion der drei wichtigsten

Anti-Krebs-Proteine unseres Immunsystems, der Herzschutzsubstanz DHEA sowie viele andere gesundheitsfördernde Prozesse angeregt. Du kannst Waldbaden also sowohl präventiv nutzen als auch begleitend, wenn deine Gesundheit aus der Balance geraten ist. Hier ein paar Tipps für deinen Tag im Wald:

DER PERFEKTE PLATZ

Für deine Gesundheit ist ein möglichst dichter Wald am wertvollsten, da hier die Konzentration der Terpene am höchsten ist. In Nadelwäldern ist die Intensität der Terpene übrigens noch etwas größer als in Laubwäldern. Das tut aber der Heilkraft von Laubwäldern keinen Abbruch. Wichtig ist, dass du einen Wald wählst, der dich anspricht und in dem du dich richtig wohlfühlst.

Suche dir für deinen Waldtag ein Plätzchen mitten im Wald und nicht auf einer Lichtung oder am Waldrand. Vielleicht kennst du bereits einen tollen Platz, und falls nicht, dann begib dich – idealerweise noch vor deinem geplanten Waldtag – auf Erkundungstour. Der Platz sollte gefahrlos zugänglich und gut geschützt sein sowie etwas abseits liegen, damit du deine Ruhe hast und den Tag vollkommen genießen kannst.

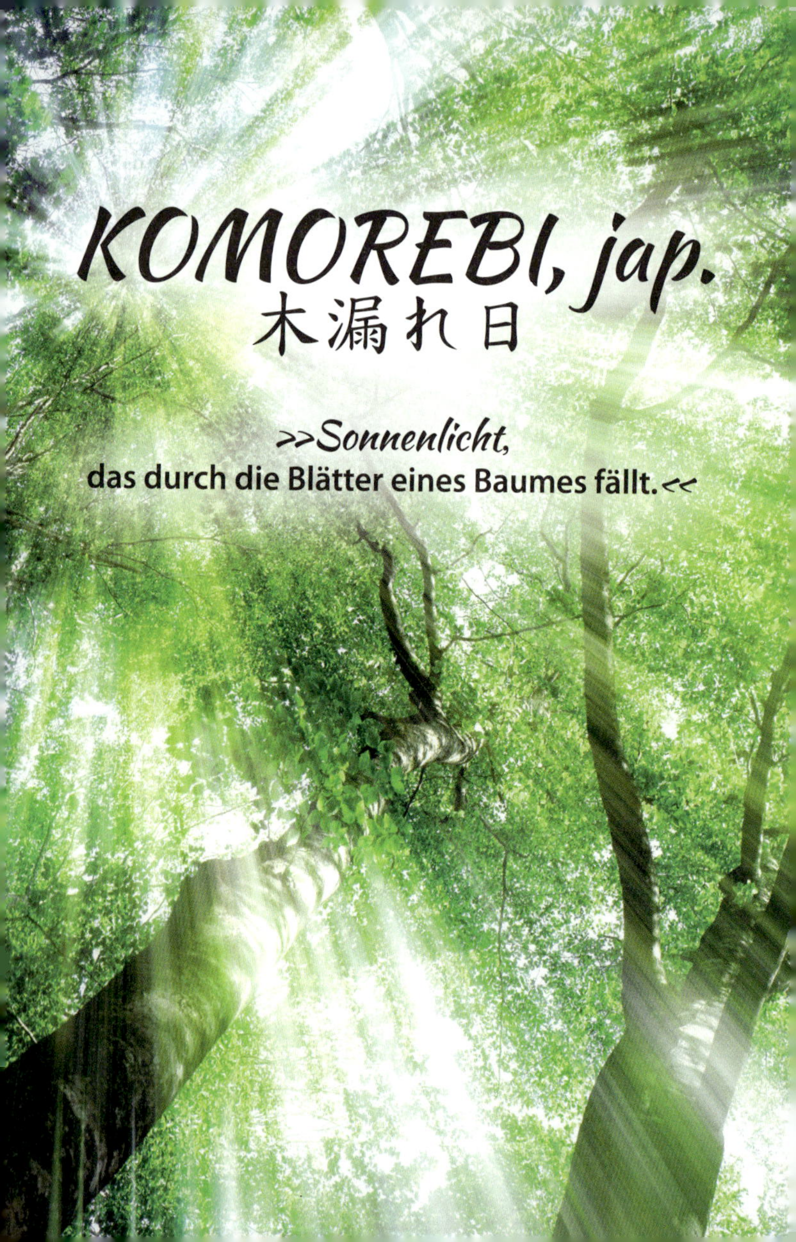

KOMOREBI, jap.
木漏れ日

>>Sonnenlicht,
das durch die Blätter eines Baumes fällt.<<

PINKERL ODER PACKERL?

Manche fühlen sich mit umfangreicher Ausrüstung wohler, andere brauchen nicht viel mehr als sich selbst. Lasse dich einfach von deinem Gefühl leiten, was du brauchst, um einen schönen Tag im Wald zu verbringen. Du musst niemandem etwas beweisen: Nimm so viel oder wenig mit, wie du magst – es geht ganz um dein Wohlgefühl! Ich persönlich würde dir jedoch empfehlen, zumindest ausreichend Wasser und ein aufgeladenes Notfallhandy einzupacken.

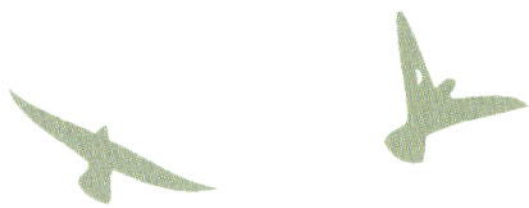

PACKLISTE:

- Decke und/oder Outdoor-Hängematte
- gutes Schuhwerk und dem Wetter und den Temperaturen angepasste Kleidung: Denke daran, dass es im Wald meist ein paar Grad kühler ist als in der Stadt!
- ausreichend Flüssigkeit (Wasser oder Tee)
- Proviant (Packe ein, was dir am besten schmeckt, schließlich sollst du den Tag ja in vollen Zügen genießen!)
- kleine Müllbeutel
- dein Waldbaden-Übungsbuch (damit du dir vor Ort spontan Übungen aussuchen kannst, die gerade gut passen)
- ein gutes Buch zum Lesen
- Block und Stift zum Schreiben oder Skizzieren
- Insektenspray (Ganz besonders dann, wenn dich Zecken und Mücken lieben!)
- Erste-Hilfe-Täschchen
- Mobiltelefon (Für den Notfall, ansonsten schalte es während deiner Zeit im Wald auf lautlos oder am besten ganz aus!)

Tipp

ACHTUNG, AUFGEPASST!

Auch wenn ein Waldbesuch in unseren Breitengraden nicht mit größeren Gefahren verbunden ist, gibt es doch ein paar Dinge, auf die du achtgeben solltest:

Wind & Wetter
Während eines Gewitters besteht Blitzschlaggefahr, übrigens auch an Waldrändern mit hohen Bäumen. Während eines Sturmes wiederum können Äste brechen oder ganze Bäume umstürzen.

Was tun?
Bei Gewittern sowie in den Tagen vor, während und nach einem starken Sturm solltest du betroffene Wälder am besten meiden!

Zecken

Obwohl sie so klein und unauffällig sind, stellen Zecken die größte Gefahr in unseren Wäldern dar. Denn sie können die Erreger von Enzephalitis (Hirnhautentzündung) und Borreliose in sich tragen.

Was tun?

Um auf Nummer sicher zu gehen, kannst du deine Haut vor deinem Waldbesuch mit einem Anti-Zeckenspray einsprühen. Kontrolliere, wenn du heimkommst, deinen ganzen Körper darauf, ob sich nicht doch irgendwo eine Zecke verbissen hat. Wenn du eine entdeckst, dann entferne sie sanft mit einer speziellen Zeckenpinzette – die gibt es in der Apotheke zu kaufen. Sollte sich der Zeckenbiss auffällig röten, gehe gleich zum Arzt!

Wildschweine

Grundsätzlich meiden Wildschweine uns Menschen und sind auch tagsüber kaum anzutreffen. Wildschweinmütter können sich jedoch leicht provoziert fühlen und zum Schutz ihrer Jungen angriffslustig reagieren.

Was tun?

Passe bei einer Wildschweinmutter mit ihren Jungen besonders auf. Verhalte dich ganz ruhig, und ziehe dich vorsichtig zurück!

Wölfe

Wölfe kommen nach wie vor bei uns sehr selten vor, auch ist ihr Ruf leider schlechter als verdient. Wölfe sind scheu und vermeiden den Kontakt mit uns Menschen. Meist sind sie schon über alle Berge, bevor wir sie überhaupt bemerken.

Was tun?

Wenn du doch einmal auf einen Wolf treffen solltest, dann ziehe dich ruhig und langsam zurück. Sollte die unwahrscheinliche Situation eintreten, dass der Wolf sich nicht von selbst zurückzieht, dann versuche, ruhig zu bleiben. Mache dich so groß wie möglich, klatsche in die Hände, sprich laut, und versuche, ihn so einzuschüchtern. Solltest du einen Hund bei dir haben, achte unbedingt darauf, dass er den Wolf nicht angreift.

LOS GEHT'S!

Packe deinen Rucksack, informiere noch ein, zwei Freunde darüber, was du vorhast, in welchem Wald du bist und wie lange du dich darin aufhalten möchtest. Und dann kann es losgehen!

GENUSSVOLLES SEELENBAUMELN

Wenn du deinen Platz erreicht hast, dann richte dich gemütlich ein. Begib dich auf eine kleine Erkundungstour in deiner nahen Umgebung, und dann lasse einfach nach Lust und Laune deine Seele baumeln. Wähle verschiedene Übungen aus diesem Buch, und probiere sie aus, schreibe deine Gedanken nieder, male, lese, sinniere. Genieße dein mitgebrachtes Essen, mache ein Nickerchen, oder tue einfach gar nichts. Auch das ist manchmal schön!

DEM WALD ZULIEBE

Unsere Wälder sind sowohl Natur- als auch Kulturräume. Das heißt, wir haben das große Glück, sie jederzeit für uns nutzen zu dürfen. Das bedeutet aber auch, dass wir unsere Wälder achtsam behandeln sollten, damit sie uns erhalten bleiben. Beschädige daher bitte keine Pflanzen oder Bäume, mache kein offenes Feuer, und nimm jeglichen Müll, der anfällt, wieder mit nach Hause. Verlasse deinen Waldplatz immer so, wie du ihn vorgefunden hast. Vermeide den Tieren zuliebe laute Geräusche, und verzichte auf Musik. Unsere Wälder sind einzigartige Schätze, die wir gut hüten sollten!

Übungen

KÖRPER
GEIST
SEELE

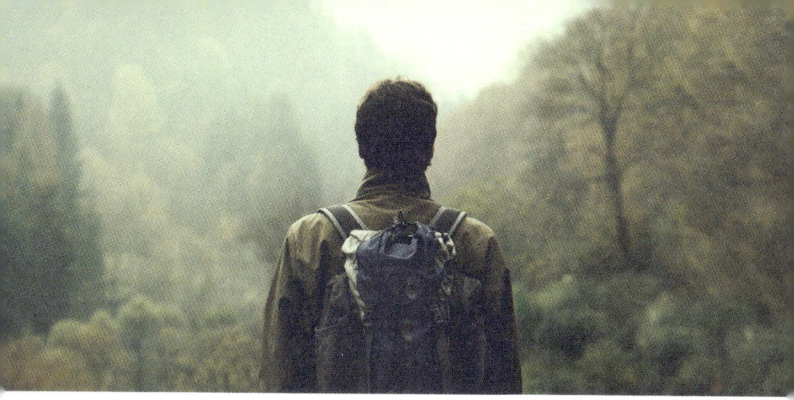
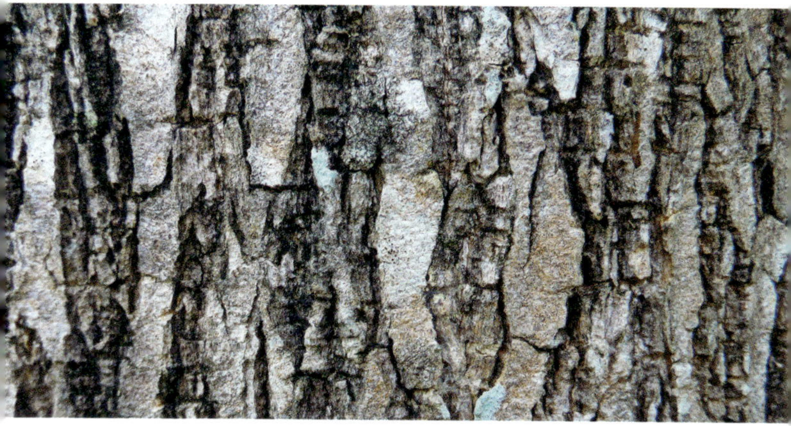
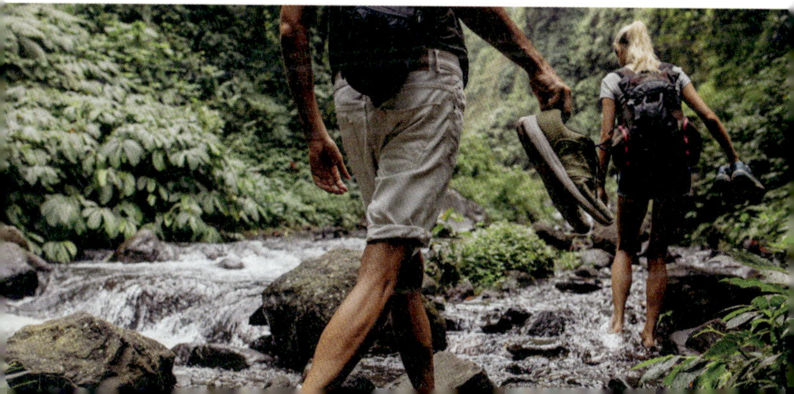

DER GRÜNE FADEN

In den vergangenen Jahren habe ich ein eigenes Übungskonzept entwickelt, das ich Waldkraft-Triade nenne. Die Übungen dazu habe ich bewusst einfach gehalten, damit sie möglichst jedem Menschen offenstehen. Die drei Säulen der Waldkraft-Triade basieren auf den zentralen Forschungsgebieten im Bereich der »Waldmedizin«: Immunsystem, Stressreduktion und Psyche.

DIE WALDKRAFT-TRIADE

Körper
Atmung & Meditation > Immunsystem & Gesundheit

Geist
Achtsamkeit & Sinneswahrnehmungen > Stressreduktion & Entspannung

Seele
Natur- & Kraftrituale > Psyche & Kreativität

Die Übungen kannst du jederzeit nach Lust und Laune – und ganz besonders nach deinem individuellen Wohlgefühl – adaptieren. Das Wichtigste ist, dass dein »Waldbad« dir Freude macht und du es mit allen Sinnen genießen kannst! Gleich, ob du nun tatsächlich Übungen im Wald durchführst oder einfach nur so in den Wald gehst: Versuche immer, auf eine gute Atmung zu achten, und genieße deinen Aufenthalt im Wald ganz in Ruhe.

BEVOR DU BEGINNST, NOCH EIN TIPP

Mein Buch soll dir, wie gesagt, als Inspiration dienen. Bitte sei so frei, und adaptiere die Übungen ganz nach deinem Gefühl. Beim Waldbaden zählt: Vieles kann, aber nichts muss. Es gibt keine festen Regeln, Abläufe und nichts, was du unbedingt »können« musst. Auch die Zeitangaben zu jeder Übung sind nur ungefähre Richtwerte. Ebenso steht es dir frei, ob du barfuß gehst, doch lieber auf einer Decke auf dem Waldboden liegst oder eine Übung anstatt im Sitzen im Stehen durchführen willst. Alles, was zählt, ist, dass du den Wald mit all seinen Facetten auf deine Weise genießt. Solange wir der Natur mit Respekt begegnen und uns selbst dabei etwas Gutes tun, ist jeder Weg der richtige. In diesem Sinne:

Gehe deinen eigenen Weg!

KÖRPER | ATMUNG & MEDITATION

bei: geschwächtem Immunsystem | Erkrankungen | hohem Blutdruck | Herzkrankheiten | Atemwegsproblemen | Krebs | Diabetes

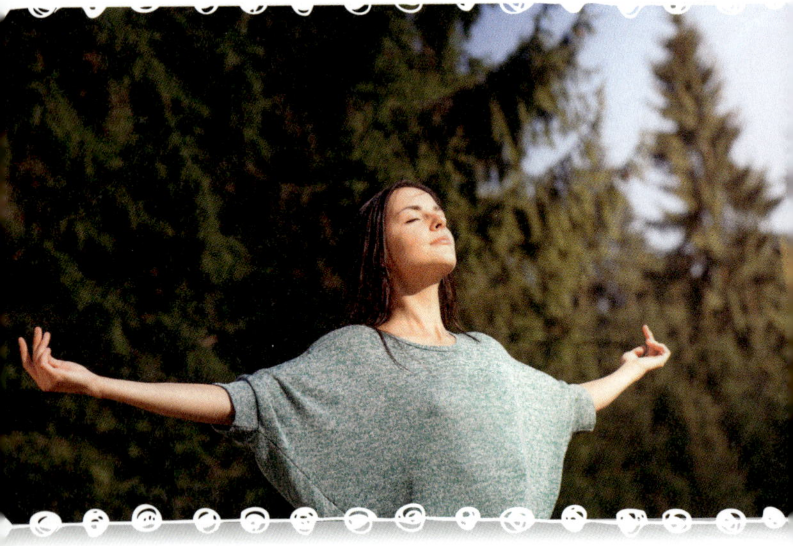

LAUB ABSCHÜTTELN

5-10 MIN.

Eine wunderbare Übung, um ganz im Wald »anzukommen« und sich fürs Waldbaden bereit zu machen:

Suche dir einen Platz im Wald, an dem du ungestört bist. Dann schließe die Augen, und gehe in dich. Führe dir kurz vor Augen, was dich derzeit sorgt, belastet oder stresst. Verwurzle dich nun gut mit beiden Füßen am Boden, und beginne dann, deine Arme leicht zu schütteln. Lasse dieses Schütteln immer stärker werden und schließlich ganz durch deinen Körper gehen. Wippe, hüpfe, stampfe! Stelle dir dabei vor, dass du deinen ganzen Ballast abwirfst, wie ein Baum sein altes Laub. Lasse dich von einem Sturm erfassen, bis auch das letzte alte Blatt von deinen Ästen segelt und du gedanklich frei von altem Ballast bist. Streife zum Abschluss mit deinen Händen kräftig über deine Arme und Beine, deinen Kopf, Hals und Nacken sowie über deinen ganzen Körper, und komme dann langsam wieder zur Ruhe.

Tipp

WANN IST DIE BESTE ZEIT ZUM WALDBADEN?

Immer, denn die heilsamen Terpene sind das ganze Jahr über vorhanden! Am intensivsten ist die Konzentration der Terpene im Sommer sowie bei Nebel und Regen. Dann kannst du sie auch am besten riechen – schließlich sind sie Teil der herrlich aromatischen Waldluft.

WINDATMUNG

5-10 MIN.

Wenn du das Gefühl hast, dass du eine innere Blockade loswerden, deinen Körper von Schlacken reinigen und mit neuer Energie aufladen möchtest, dann ist die Windatmung eine gute Technik.

Idealerweise führst du diese Übung im Stehen aus. Sollte dein Kreislauf nicht so kräftig sein, dann kannst du die Übung natürlich auch im Sitzen durchführen. Da man bei der Windatmung recht intensiv atmet, kann es vorkommen, dass es einem schwindlig wird. Höre auf deinen Körper, und atme nur so kräftig, wie es dir guttut! Dann kann es losgehen:

Begib dich an einen ungestörten Waldplatz, der dir gefällt. Stelle dich nun hüftbreit, mit leicht gebeugten Knien fest auf den Boden. Schließe für ein paar Momente die Augen, und visualisiere, was dich blockiert oder belastet. Dann beginne mit der Windatmung: Nimm dazu ca. 5 Sekunden lang einen tiefen Atemzug durch die Nase. Halte nun die Luft für ca. 3 Sekunden an, und atme dann durch den Mund kräftig und gleichmäßig ca. 5 Sekunden lang aus. Dabei kann das typisch zischende, windhafte Geräusch entstehen, das namensgebend für die Übung ist. Achte darauf, dass du in den Bauchraum atmest, damit sich deine Lungen zur Gänze mit frischer Luft füllen können. Dazu soll sich deine Bauchdecke ohne große Mühe ganz von selbst heben. Du kannst bei jedem Atemzug zusätzlich deine Arme weit nach hinten öffnen und bei jedem Atemstoß wieder zusammenführen.

Wenn du in dieser Atemtechnik schon geübt bist, dann intensiviere sie durch zusätzliche Visualisierungen (siehe dazu die Übung »Heilsames Atmen«, S. 43)!

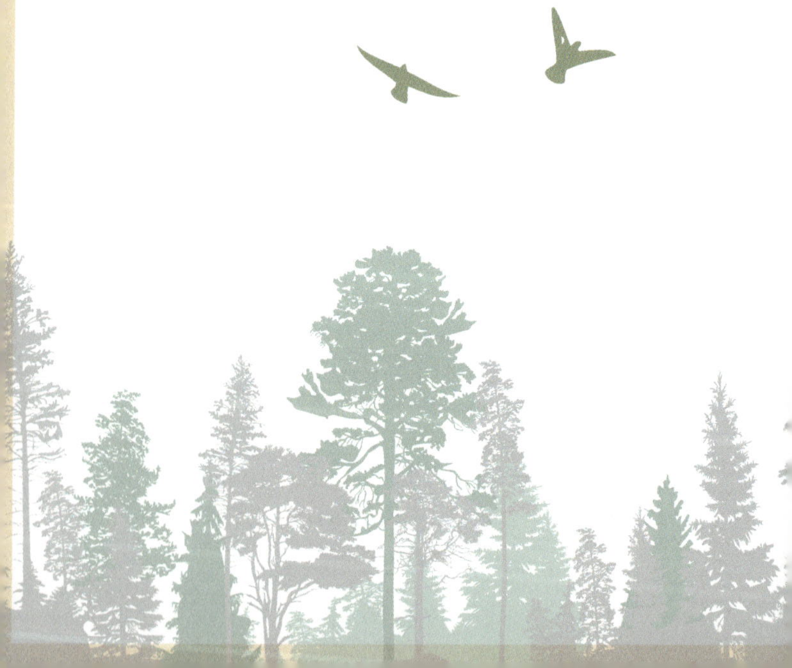

WURZELN SCHLAGEN

10-20 MIN.

Suche dir einen angenehmen Platz im Wald, setze oder stelle dich hin, und schließe die Augen. Gib dir Zeit, ganz bei dir anzukommen. Male dir nun in Gedanken aus, dass du zu einem Baum wirst: Aus deinen Füßen wachsen Wurzeln, die sich mit jedem Atemzug tiefer und tiefer in die Erde graben, bis du richtig verankert bist. Dann stelle dir vor, dass du alles Belastende, alle Blockaden, alles, was du nicht mehr brauchst, mit jedem Atemstoß über deine Wurzeln an den Boden abgibst. Gleichzeitig nehmen deine Wurzeln mit jedem Atemzug alles aus dem Boden auf, was dir und deinem Körper guttut: Energie, Stärke, Kraft, Frieden, Ruhe … alles, was für dich momentan wichtig ist. Stelle dir vor, wie diese »Nährstoffe« mit jedem Atemzug von den Wurzeln in deine Adern und Energiebahnen übergehen und dich erfüllen. Strecke nun deine Arme nach oben, stelle dir vor, dass sie zu Ästen voller Blätter werden, durch die du ebenfalls mit jedem Atemzug neue Kraft in dich aufnehmen und zugleich Verbrauchtes abgeben kannst. Bleibe bei dieser Vorstellung, und achte auf eine tiefe Atmung. Dann komme langsam wieder zurück, senke deine Arme, lasse deine Augen noch einen Moment geschlossen, und verinnerliche das Gefühl, kraftvoll und stark wie ein Baum zu sein.

SCHON GEWUSST?

Der älteste Baum der Welt ist vermutlich die Fichte »Old Tjikko« mit rund 9500 Jahren. Sie wächst in der Provinz Dalarna in Schweden.

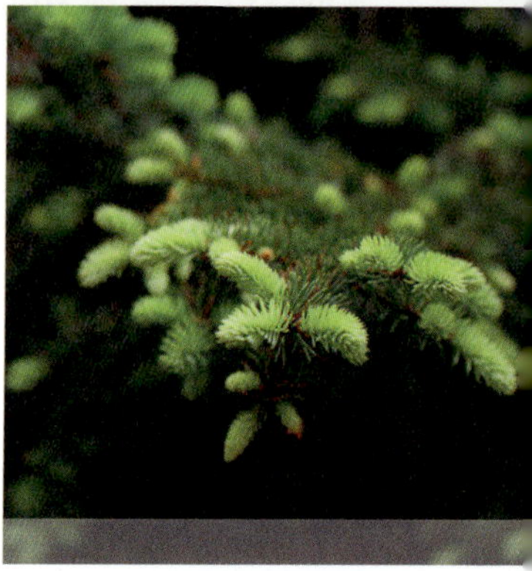

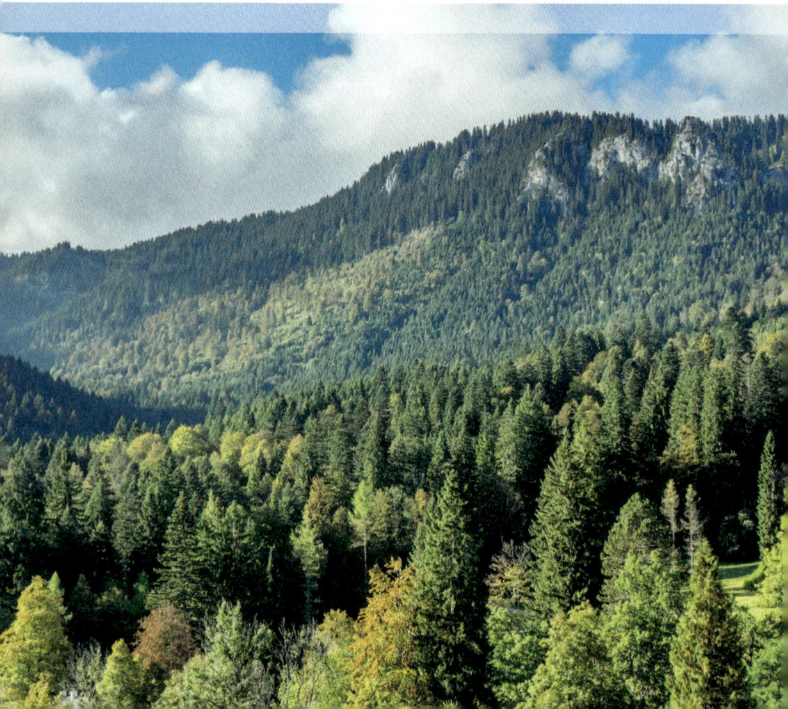

SANFTES BAUMELN

10-20 MIN.

Eine zentrierende Übung mit sanften Bewegungen:

Begib dich zu einem angenehmen, ungestörten Platz im Wald. Nimm einen hüftbreiten Stand ein, und achte darauf, dass deine Knie locker und leicht gebeugt sind. Dann lege deine Hände auf dein Herz, um dich zu zentrieren, und atme ein paar Mal langsam und tief durch die Nase ein. Strecke deine Arme locker zur Seite, und führe sie dann mit jedem Atemzug in einem großen Bogen nach oben, bis sich deine Handflächen über deinem Kopf treffen. Dann drehe die Handflächen nach außen, und senke beim Ausatmen deine Arme wieder. Halte Schultern und Arme locker. Achte auf eine ruhige, fließende Bewegung in deinem Atemrhythmus, und bewege dich so lange, bis du in den »Flow« kommst. Stelle dir vor, wie du die heilsamen Terpene mit jedem Atemzug in dich aufnimmst, z.B. in Form eines sanften grünen Nebels. Zum Abschluss der Übung lege noch einmal deine Hände für ein paar Atemzüge auf dein Herz.

SCHON GEWUSST?

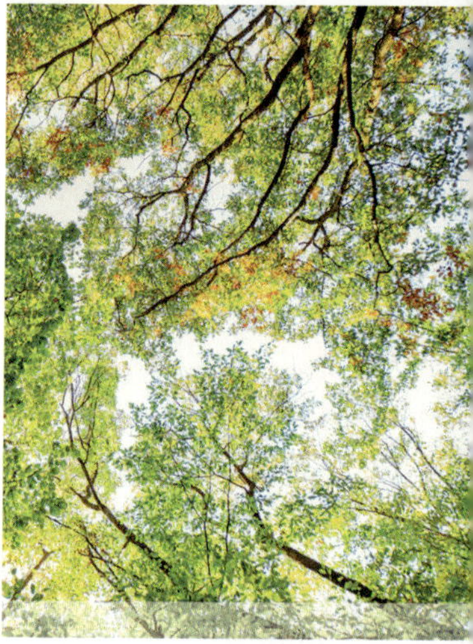

bau•meln
Verb [mit OBJ] (etwas baumelt (von etwas Dat.))

1. von etwas herabhängen und dabei [gleichmäßig] hin und her schwingen
2. hin und her schwingen lassen

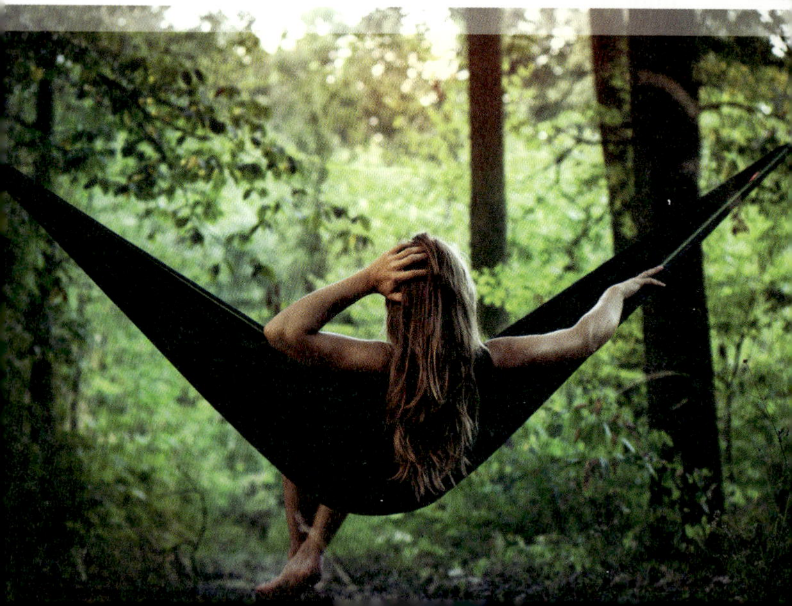

Tipp

SEELENBAUMELN

Weniger ist oft mehr. Gerade dann, wenn der Alltag laut und der Kopf voll ist, wenn dir einfach nur nach Ruhe und Nichtstun ist. Dann setze dich zu einem Baum, lehne dich mit dem Rücken an seinen Stamm, und lege deine Hände an seine Wurzeln. Und dann? Nichts. Atme ruhig, genieße, und komme zur Ruhe.

MEINE LIEBSTE ÜBUNG

Tipp

GESUNDE ATMUNG

Wir tun es immer und meist ganz unbewusst: atmen. Ohne ginge gar nichts, mit dafür umso mehr. Speziell dann, wenn wir bewusst atmen. So wirkt eine gezielte Atmung unter anderem beruhigend auf das zentrale Nervensystem, Schmerzen und Stress werden gelindert, die Sauerstoffversorgung und Durchblutung gesteigert, der Stoffwechsel angeregt und der Blutdruck gesenkt. Außerdem nimmst du durch eine bewusst tiefe Atmung im Wald auch vermehrt die heilsamen Terpene auf, die sich in der Waldluft befinden. Und diese wiederum sind verantwortlich dafür, dass drei wichtige Anti-Krebs-Proteine sowie eine Herzschutzsubstanz gebildet werden und dein Immunsystem so richtig angekurbelt wird.

Achte bei Atemübungen darauf, dass …

- du aufrecht stehst oder sitzt, sodass dein Brustraum frei ist.
- du in den Bauchraum atmest und deinen Lungen so mehr Platz machst.
- du durch die Nase ein und durch Nase oder Mund wieder ausatmest.

HEILSAMES ATMEN

20-60 MIN.

Du hast Schmerzen, eine Verletzung, bist krank oder psychisch belastet? Dann kannst du deinen Körper mit dieser Übung bei seinem Heilprozess sanft unterstützen:

Suche dir einen angenehmen und ruhigen Platz im Wald. Dann setze oder lege dich auf den Boden. Es ist egal, welche Position du einnimmst, wichtig ist nur, dass dein Brustkorb möglichst frei ist, damit du gut atmen kannst. Beginne mit tiefen, angenehmen Atemzügen durch die Nase, und dann stelle dir vor, wie du die wertvollen Terpene des Waldes mit jedem Atemzug in dich aufnimmst, z.B. als feinen grünen Nebel, wie sich diese heilsame Kraft Atemzug um Atemzug immer weiter in deinem Körper verteilt und jede einzelne Zelle deines Körpers erfüllt. Dann konzentriere dich auf die Stelle in deinem Körper, die schmerzt oder dir Sorgen bereitet. Selbst psychische Belastungen und Probleme lassen sich oft recht gut in einem bestimmten Bereich des Körpers spüren. Lenke deine Gedanken nun dorthin, und stelle dir vor, wie die heilsamen Terpene mit jedem Atemzug konzentriert dorthin gelangen. Rufe dir ein möglichst genaues Bild vor Augen, wie dieser feine grüne Nebel alle Krankheitserreger, erkrankten Zellen oder negativen Energien »frisst«, in Luft auflöst oder in gesunde Zellen und positive Energie umwandelt. Was du dir genau vorstellst, liegt ganz bei dir. Bleibe so lange wie möglich bei dieser Imagination. Verinnerliche das Bild, und dann kehre langsam wieder zu einer normalen Atmung und in das Hier und Jetzt zurück.

Versuche, diese Übung über einen längeren Zeitraum täglich durchzuführen. Am besten natürlich im Wald. Aber es geht auch zu Hause: Stelle dir dazu deinen Platz im Wald möglichst genau und lebhaft vor.

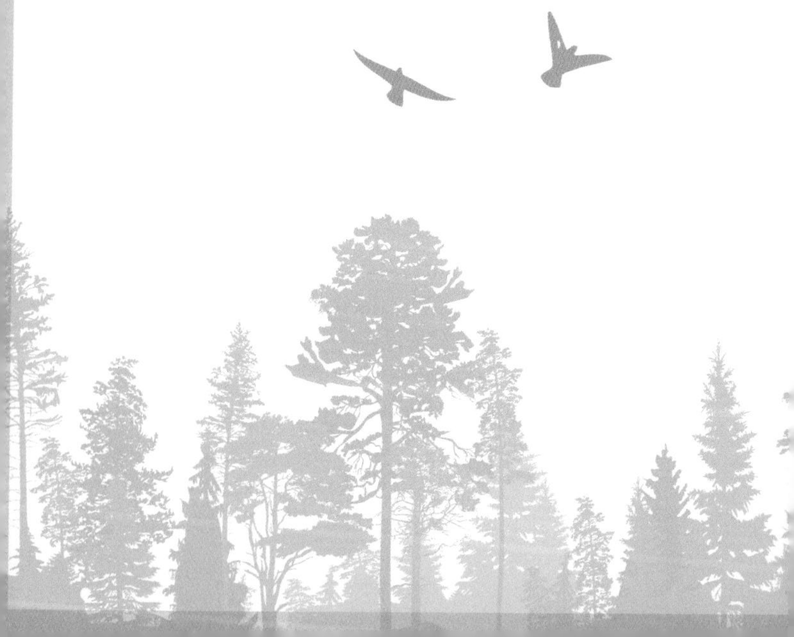

PERSPEKTIVENWECHSEL

20-60 MIN.

Wir sind Menschen, keine Frage. Aber hättest du nicht auch Lust, einmal die Perspektive zu wechseln und dich in einen Stein, eine Pflanze, einen Baum oder ein Tier hineinzudenken? Wer oder was möchtest du sein? Eine starke Eiche, die seit Hunderten von Jahren Wind und Wetter trotzt? Ein anmutiges Reh, das sich schnell und fast lautlos durch den Wald bewegt? Ein Fels, der mit Gleichmut und Stärke die Jahrtausende überdauert? Es gibt so viele verschiedene Möglichkeiten – die Gedanken sind frei! Wähle etwas, was dich in deiner momentanen Situation anspricht, und dann suche dir einen schönen Waldplatz für deine Meditation. Schließe die Augen, und beginne mit einer ruhigen, tiefen und gleichmäßigen Atmung, die du die ganze Zeit über so beibehältst. Versetze dich nun in das von dir ausgewählte Objekt, sei es Stein, Pflanze oder Tier, und vertiefe dich ganz in deine Vorstellung. Bist du ein Tier, dann spüre, wie es seinen Blick durch den Wald lenkt, wie schnell es fliegen, laufen, schwimmen oder klettern kann, wie sich jeder einzelne Muskel bewegt. Bist du eine Pflanze, dann spüre, wie groß oder klein du bist, wie stark oder biegsam. Wie fühlt es sich an, wenn Regen auf dich fällt oder der Wind bläst, wenn du wächst und gedeihst? Bist du ein Stein oder Fels, dann versuche, dich in dieses Bild hineinzuversetzen. Fühle die Stärke und Unbeirrbarkeit, den Gleichmut gegenüber Wetter und Jahreszeiten. Was hast du möglicherweise alles gesehen und erlebt, seit du hier bist, seit Jahrhunderten oder Jahrtausenden? Lasse dich auf dieses Gedankenexperiment ein, deiner Fantasie sind keine Grenzen gesetzt. Folge deinen inneren Bildern, solange du willst, und dann komme langsam wieder ins Hier und Jetzt zurück. Du wirst sehen, es ist fast so, als würdest du aus einem wunderschönen Traum erwachen!

Tipp

DIE KRAFT DER IMAGINATION

Je intensiver wir uns etwas vorstellen, desto größer ist die Wirkung auf unseren Körper. Nutze diese Kraft während deiner Waldübungen, beispielsweise, indem du dir bildhaft vorstellst, dass du mit jedem Atemzug heilsame Terpene in dich aufnimmst oder dass du standhaft und tief verwurzelt im Leben bist, genau wie ein mächtiger alter Baum. Lasse deiner Fantasie freien Lauf, und nutze deine Vorstellungskraft für dich und deinen Körper!

WALDSEIN

10–30 MIN.

Bei dieser Übung geht es nicht um körperliche Aktivität, sondern darum, achtsam bei sich selbst und seinem Körper zu verweilen. Suche dir einen angenehmen, ruhigen Platz im Wald, an dem du ungestört bist. Lege dich nun ausgestreckt auf den Waldboden. Richte deinen Blick für ein paar Momente nach oben, und betrachte das Muster der verschiedenen Baumkronen und wie sie ineinander übergehen. Dann schließe die Augen, und atme gleichmäßig tief in den Bauchraum. Bleibe gedanklich achtsam bei deinem Körper, und versuche mit jedem Atemzug, etwaige Spannungen im Körper zu lockern. Bei den meisten von uns beginnen wahrscheinlich recht bald die Gedanken umherzuwandern, das ist ganz normal und nicht schlimm. Sobald du merkst, dass du abschweifst, kehre einfach wieder zurück zur Stille in dir. Mit etwas Übung werden die Momente des achtsamen »Nichtdenkens« immer länger.

SCHON GEWUSST?

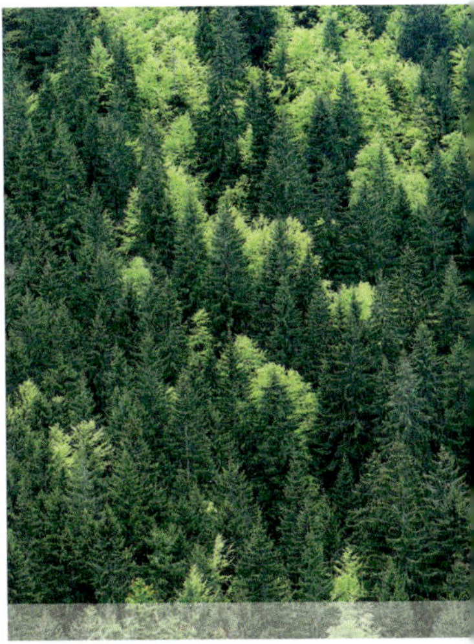

»Aufenthalte in der Natur (…) bringen die Zahl und Aktivität der Abwehrzellen wieder auf ein natürliches Niveau.«

Clemens G. Arvay, Biologe

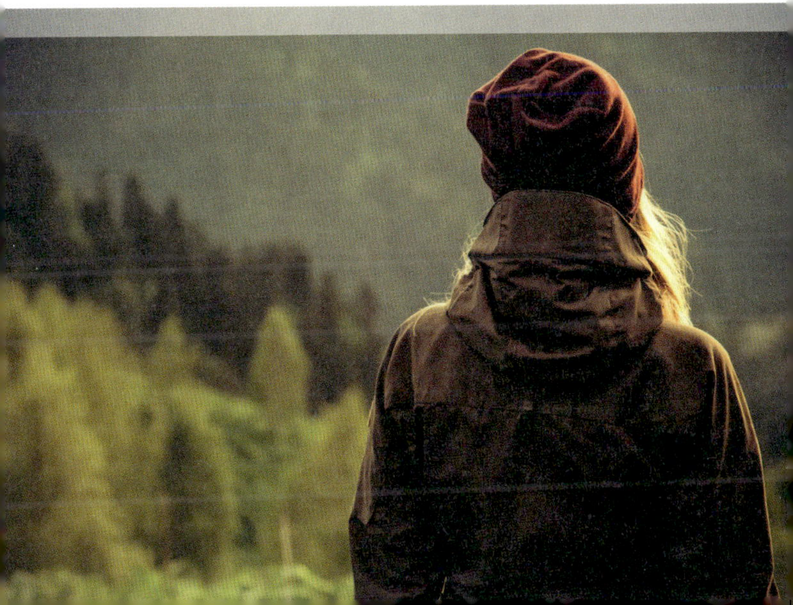

WALD AM SCHREIBTISCH

5-10 MIN.

Wenn es gerade einmal stressig ist, du aber nicht gleich deine Sachen zusammenpacken und in den Wald gehen kannst, dann gibt es eine wunderbare kurze Meditation, um sich den Wald sozusagen an den Schreibtisch zu holen. Nimm dir dazu ein paar Minuten Zeit, oder suche einen ruhigen Ort auf. Schließe deine Augen, und beginne mit tiefen, ruhigen Atemzügen. Dann finde dich gedanklich an einem Platz im Wald ein, der dir besonders gut gefällt. Das kann ein fiktiver Platz sein oder einer, den du tatsächlich kennst. Und dann beginne, dir deine Umgebung in den schönsten Farben auszumalen. Stelle dir die Bäume und Pflanzen um dich herum vor. Atme die reichhaltige Waldluft, und lausche dem Vogelgesang und dem Rauschen der Blätter. Du könntest auch in Gedanken durch den Wald spazieren. Halte dann immer wieder an, um dir etwas genauer anzusehen, z. B. ein Blatt, seine Farbe, sein Muster, seine Adern. Berühre in Gedanken die Rinde eines Baumes, und spüre, wie sie beschaffen ist. Gib deinem Geist auf diese Weise etwas zu tun, damit du dich auf kürzestem Weg möglichst intensiv in diese Meditation vertiefen kannst. Verweile so lange in ihr, wie du Zeit und Lust hast.

Studien aus dem Bereich des Mentaltrainings zeigen, dass unser Gehirn keinen Unterschied zwischen intensiv vorgestellten oder tatsächlich erlebten Ereignissen bemerkt. Entsprechend positiv kann auch die Wirkung eines imaginativen Waldspaziergangs auf Körper, Geist und Seele sein!

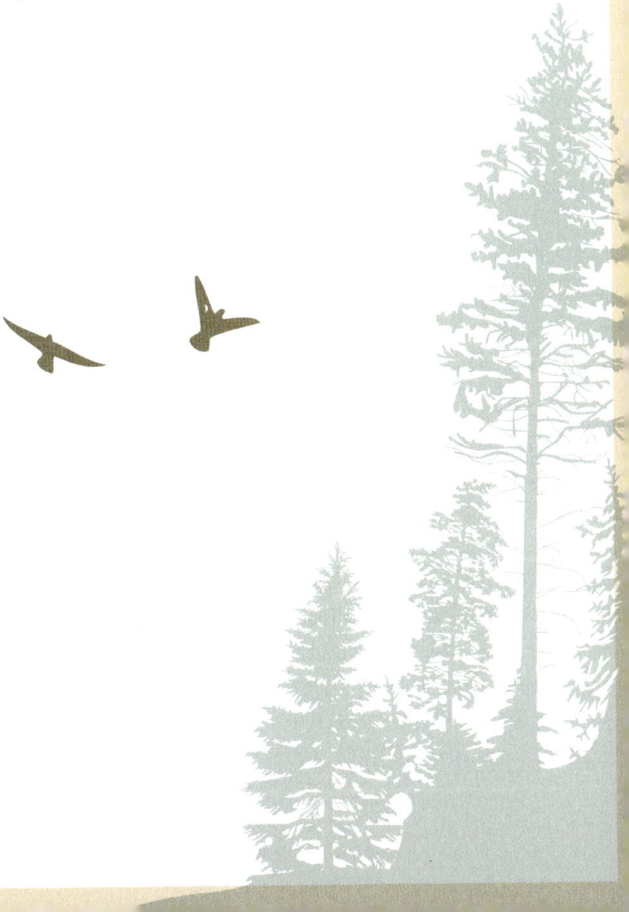

Auf keinen grünen Zweig kommen

Diese Redewendung bedeutet sinngemäß, dass man kein Glück hat oder dass sich kein Erfolg einstellt. Man vermutet, dass dieser Spruch auf folgenden alten, heidnischen Brauch zurückgeht: Wurde einst ein Grundstück oder Haus verkauft, überreichte der Verkäufer dem neuen Besitzer den Zweig eines immergrünen Baumes (z.B. einer Eibe), in dem, so glaubte man, gute Geister wohnen. Die Übergabe dieses Zweiges sollte die guten Geister im neuen Haus oder Grundstück ansiedeln, und das wiederum, dieser Ansicht war man, würde Glück bringen. Wer allerdings arm war, konnte sich kein neues Haus oder Grundstück kaufen und kam so nie – im wahrsten Sinne des Wortes – auf einen grünen Zweig!

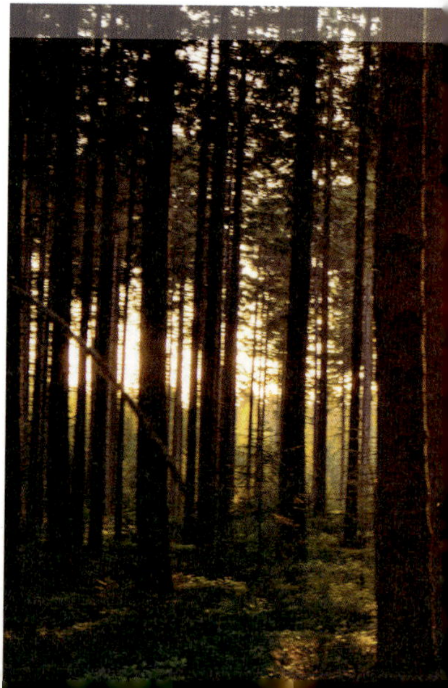

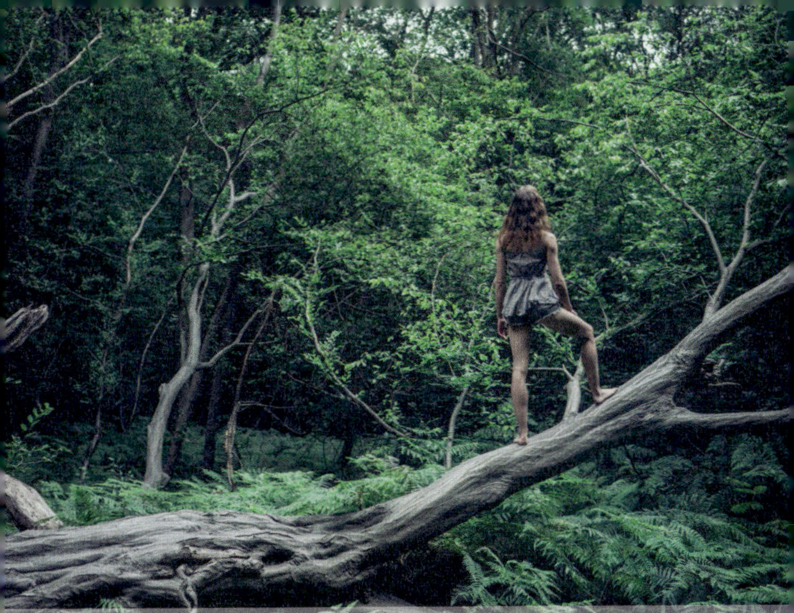

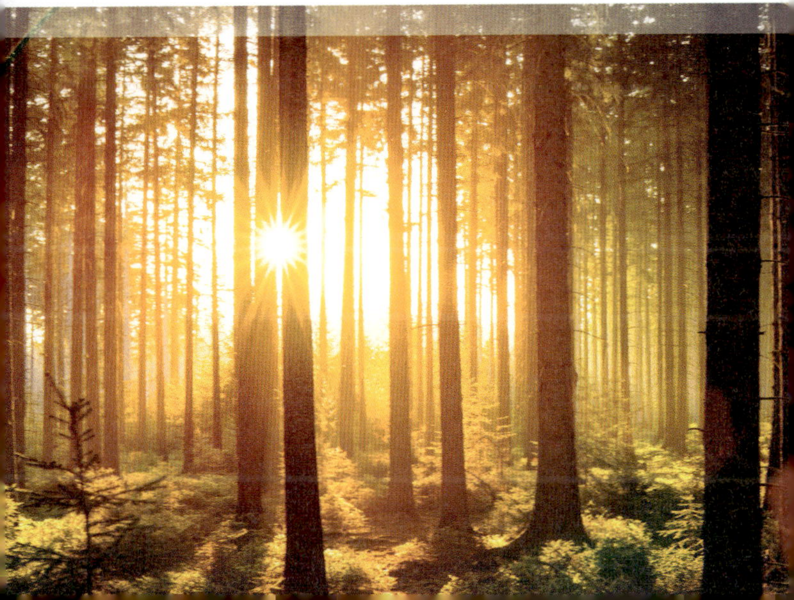

GEIST | ACHTSAMKEIT & SINNESWAHRNEHMUNGEN

bei: Stress | psychischen Belastungen | Schlafstörungen | Nervosität | Konzentrationsproblemen | Unruhe | Burn-out

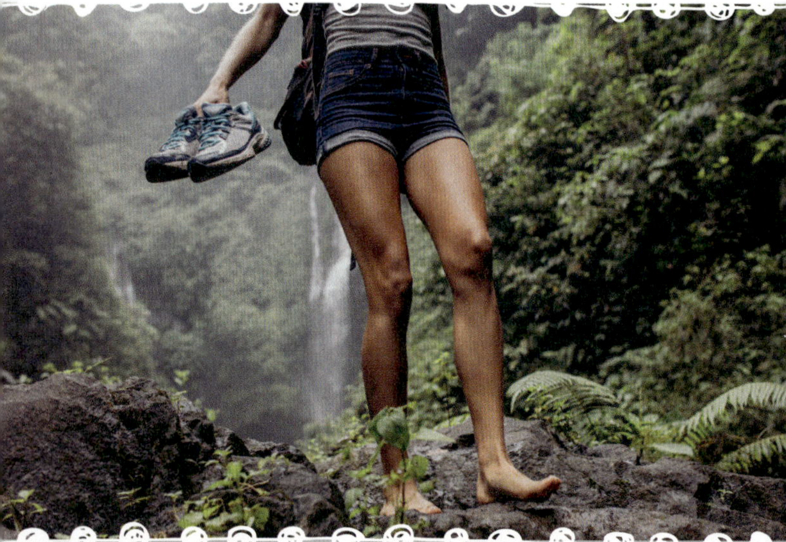

SCHNECKENTEMPO

10-60 MIN.

Bei dieser Übung geht es »nur« ums Gehen. Etwas, was wir, sofern wir nicht körperlich eingeschränkt sind, täglich tun. Und doch kann das Gehen auch ganz anders sein – und zwar, indem man sich achtsam bewegt. Wenn du Lust hast und dich gesundheitlich in der Lage fühlst, dann empfehle ich dir, diese Übung barfuß zu machen. Egal, ob es regnet oder die Sonne durch das Laub blinzelt. Füße an der freien Luft? Dann kann es – im wahrsten Sinne des Wortes – losgehen: Suche dir einen Weg im Wald, der dir gefällt (es darf auch abseits des Weges sein), und beginne ganz langsam zu gehen, achtsam, Schritt für Schritt. Bei dieser Übung ist wirklich der Weg das Ziel, es geht um Entschleunigung. Nimm ganz bewusst jeden einzelnen Schritt wahr: Wie fuhlt sich der Waldboden an? Trocken oder feucht, weich und warm oder kühl? Gehst du über Blätter, Nadeln oder Wurzeln, streifen dich Gräser oder Zweige? Was spürst du über deine Fußsohlen? Merke, wie der Alltag immer weiter in die Ferne rückt, wie du zur Ruhe kommst und ganz im Hier und Jetzt bist.

Tipp: Japanische Ärzte empfehlen, beim Waldbaden nicht mehr als ca. einen Kilometer pro Stunde zurückzulegen und immer wieder an Orten zu verweilen.

AUGEN ZU!

15-30 MIN.

Diese Übung kann man wunderbar zu zweit machen oder, mit ein wenig Vorsicht, auch allein. Suche dir ein ungestörtes und, wenn du allein bist, ein möglichst gut begehbares Stückchen Wald.

Solltest du allein sein, sieh dir den Weg, den du gehen möchtest, noch einmal genau an, bevor du deine Augen schließt! Dann starte deinen Spaziergang als »Blindgänger«: Setze vorsichtig einen Fuß vor den anderen. Konzentriere dich ganz darauf, wie sich der Boden unter deinen Füßen anfühlt, wie sich deine Schritte anhören. Was nimmst du um dich herum wahr? Was hörst, riechst und fühlst du? Wie empfindest du deine Wahrnehmung, wenn deine Augen geschlossen sind? Gehe ganz langsam, und steige mit Bedacht über mögliche Hindernisse wie Baumstümpfe oder Wurzeln hinweg. Lasse dir ruhig Zeit, und gehe weiter, solange es sich für dich gut anfühlt. Bevor du deine Augen wieder öffnest, halte noch einmal einen Moment inne, und überlege, wo du dich vermutlich gerade befindest. Dann öffne deine Augen: Befindest du dich dort, wo du gedacht hast? Spüre nach: Wie hat sich dieser Spaziergang als »Blindgänger« angefühlt? Wenn du Lust hast, dann setze deine Reise beliebig lange fort.

Solltet ihr zu zweit sein, dann sucht euch einen passenden Waldabschnitt. Bitte die andere Person, sich vor dich zu stellen und dir beide Hände zu reichen. Nun kann es auch schon losgehen: Schließe deine Augen, und lasse dich von dem lieben Menschen an deiner Seite führen. Wie fühlt es sich an, sich in die guten Hände eines anderen zu begeben? Genieße es, geführt zu werden, und konzentriere dich ganz auf deine Sinne. Falls du die Übung vorher schon allein durchgeführt hast: Wie nimmst du deine Umgebung im Vergleich dazu wahr?

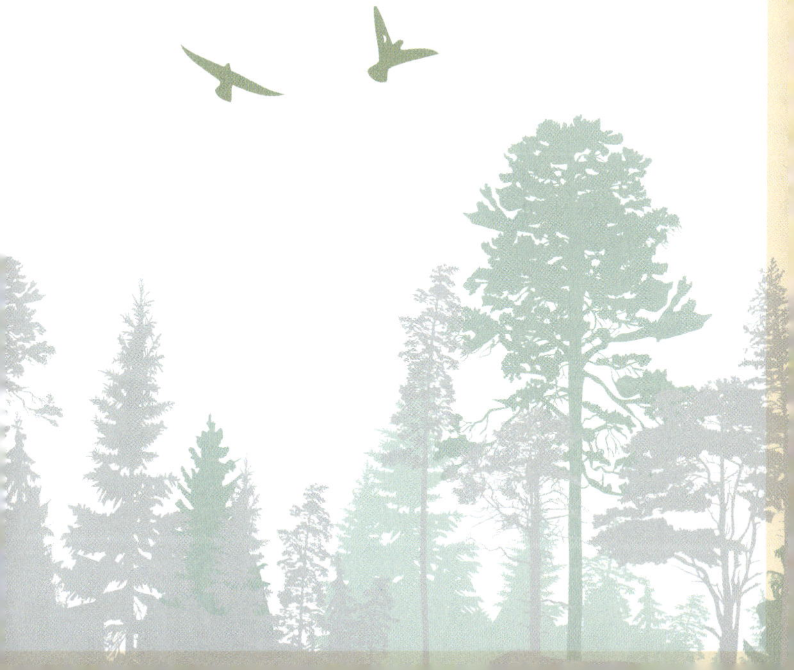

Tipp

GEH' DEINEN EIGENEN WEG!

Die größte Freiheit erfahren wir, wenn wir unseren eigenen Weg gehen. Das betrifft sowohl unser Denken als auch unser Handeln. Wenn du einen Wald besuchst, dann verhalte dich immer achtsam und respektvoll der Natur und den Tieren, aber auch anderen Waldbesuchern und gegebenenfalls dem Besitzer des Waldes gegenüber. Für dich selbst gilt vor allem eines: Eigenverantwortung. Achte auf deine persönlichen Grenzen, beispielsweise, was den Schwierigkeitsgrad deiner Wanderung betrifft oder das Klettern über steile, vielleicht sogar rutschige Waldhänge. Du musst auch keine Mutprobe bestehen und nachts allein durch den Wald gehen. Beim Waldbaden geht es nicht ums Können oder Müssen, nicht ums Beweisen und auch nicht darum, deine persönlichen Grenzen zu überschreiten. Es geht ums Erleben und Genießen. Und zwar genau so, wie es dir guttut!

ENTDECKUNGSREISE

5-10 MIN.

Bei dieser Entdeckungsreise musst du nicht erst lange durch den Wald streifen. Denn: Im Wald gibt es unendlich viel zu entdecken, und das bereits auf wenigen Quadratzentimetern.

Setze dich an einen dir angenehmen Platz, und richte deinen Blick auf einen kleinen »Ausschnitt« des Waldbodens, der in etwa viermal so groß ist wie deine Handfläche. Nun widme deine ganze Aufmerksamkeit für mindestens fünf Minuten ausschließlich diesem Bereich. Begib dich mit deinen Augen auf Entdeckungsreise: Was siehst du? Insekten, Blätter, Nadeln, Wurzeln, Pilze? Gehe mit deinem Blick immer mehr ins Detail: Welche Oberfläche hat beispielsweise ein Rindenstück, das sich dort befindet? Was für ein Muster bilden die einzelnen Nadeln? Was ist das kleinste Element, das du erkennen kannst? Ein Samen, ein Insektenflügel? Verliere dich ganz in diesem Mikrokosmos, und erlaube dir, zu staunen wie ein Kind.

Tipp

ANKER SETZEN!

Im hektischen Alltag vergessen wir oft, welchen großen Schatz wir mit den Wäldern, die uns umgeben, auch in uns selbst tragen. Das klingt im ersten Moment vielleicht seltsam, ist es aber bei genauerer Betrachtung gar nicht: Jeder schöne Waldbesuch hinterlässt einen Eindruck in dir. Die Erinnerung an einen Wald, der dir sehr gefällt, an einen Platz, an dem du dich besonders wohlgefühlt hast, lebt in dir weiter. Und genau diese Erinnerung kannst du jederzeit abrufen und dir zunutze machen. Sei es mit einem kurzen, intensiven Gedanken oder mit einer gezielten Meditation, wie zum Beispiel bei der Übung »Wald am Schreibtisch« (S. 50). Je größer deine Freude dabei ist und je genauer du dir deinen Wald in Erinnerung rufst, desto stärker ist laut Studien die positive, entspannende Wirkung auf deinen Geist und damit auch auf deinen Körper.

Um dich im Alltag selbst immer wieder an dieses wertvolle Innehalten zu erinnern, kannst du dir sogenannte Anker setzen: Nimm dazu von deinem nächsten Waldbesuch ein, zwei oder mehrere kleine »Anker«, z. B. in Form eines Stücks Rinde, eines Steins oder einer kleinen Wurzel, mit nach Hause. Lege diese Gegenstände an Orte, an denen mehr Ruhe einziehen soll, und lasse dich von ihnen daran erinnern, einen Moment innezuhalten, wann immer dein Blick darauf fällt.

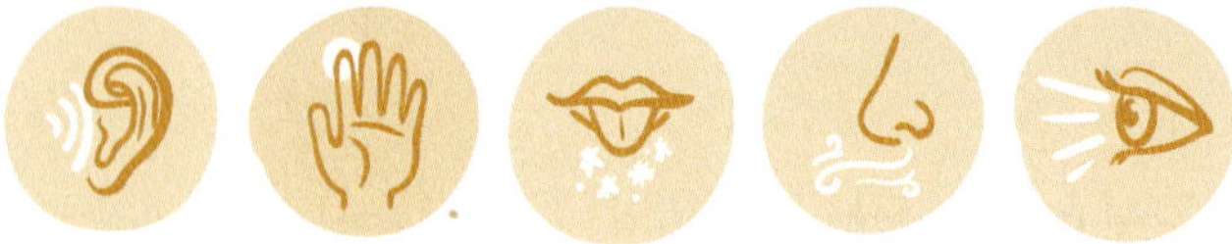

SINNESWANDEL –
DEN WALD MIT ALLEN FÜNF SINNEN ERLEBEN

Unsere Sinne nehmen täglich unendlich viele Reize auf. Nur ein relativ kleiner Teil davon gelangt in unser Bewusstsein. Das ist einerseits gut, denn würden wir alle Eindrücke von außen auch bewusst wahrnehmen, wären wir konstant überfordert. Dennoch gibt es eine Vielzahl von Sinneseindrücken, die uns guttun, die sogar heilsam sind, denen wir aber im Alltag oft keinen Raum geben. Achtsamkeitsübungen sind eine wunderbare Methode, um deine Sinne bewusst wahrzunehmen und dadurch zur Ruhe zu kommen. Je öfter man übt, desto entspannter wird man auch im Alltag.

Da der achtsame Umgang mit den einzelnen Sinneswahrnehmungen so wertvoll ist, habe ich jedem unserer fünf Sinne eine eigene Übung gewidmet. Natürlich kannst du dich auch einfach auf einen gemütlichen Waldspaziergang begeben und den Wald mit allen Sinnen zugleich wahrnehmen. Doch aus Erfahrung kann ich sagen, es lohnt sich, jedem einzelnen Sinn die volle Aufmerksamkeit zu schenken!

HÖREN:
DEM RAUSCHEN LAUSCHEN

10-20 MIN.

Unser Alltag ist oft so laut, dass wir manchmal vergessen, aufmerksam zuzuhören. Darum heißt es jetzt: Ohren spitzen! Suche dir einen schönen Platz im Wald, setze dich hin, schließe die Augen, und höre einfach zu, was der Wald zu »erzählen« hat. Lausche dem Vogelgezwitscher, dem Wind und allem, was sonst noch raschelt und knackt, summt und brummt. Konzentriere dich auf die Geräusche von nah und fern. Welches Geräusch kommt ganz aus deiner Nähe, und welches Geräusch ist das entfernteste, das du hören kannst?

FÜHLEN:
SPÜRBAR ANDERS

10-20 MIN.

Die meisten von uns nehmen kaum wahr, wie viele verschiedene Oberflächen wir während eines Tages mit unseren Fingerspitzen berühren, es sei denn, etwas ist heiß, spitz, scharf oder ganz besonders (un-) angenehm. Wandere durch den Wald, und sammle fünf verschiedene Dinge, die sich unterschiedlich anfühlen. Streiche bewusst mit deinen Fingerspitzen über die Oberfläche, und nimm dir Zeit, die Unterschiede der verschiedenen Oberflächen wahrzunehmen.

Tipp

ENTSPANNENDES STAUNEN

Im Alltag müssen wir uns sehr oft auf Dinge konzentrieren. Das ist nicht nur anstrengend, sondern lässt auch unsere Konzentration mit der Zeit schwächer werden. Ein Aufenthalt in der Natur kann hier Wunder wirken! Je ungezwungener und freudvoller du das »Baden« in der Waldatmosphäre genießt, desto schneller stellen sich ein gewisses Staunen und eine Faszination für die Natur ein. Das geschieht normalerweise ganz automatisch, wenn du gern draußen bist. Der Effekt: Während du im Wald ohne großes Zutun entspannst, bist du im Alltag wieder konzentrierter. Ein kurzer Spaziergang in der Natur während der Mittagspause oder notfalls auch eine kleine Waldmeditation am Schreibtisch (siehe S. 50) können bereits sehr wohltuend und konzentrationsfördernd wirken!

SCHMECKEN:
ALLES GESCHMACKSSACHE

10-20 MIN.

Zugegeben, das ist für manche von uns vielleicht die herausforderndste Übung. Aber keine Sorge, du musst nicht gleich eine Handvoll Walderde verkosten. Suche dir stattdessen drei Dinge im Wald, die du dich traust, in den Mund zu nehmen. Dabei reicht es schon, leicht auf etwas zu beißen – zum Beispiel auf ein Erdbeerblatt, einen Sauerklee oder ein Stückchen Rinde.

ACHTUNG: Gehe auf Nummer sicher, und knabbere bitte lieber keine Nadeln, unbekannte Beeren oder Pilze an, die eventuell giftig sein könnten!

RIECHEN:
WALDDUFT LIEGT IN DER LUFT

10-20 MIN.

Es sind vor allem die Terpene, die Botenstoffe der Bäume, die unserer Gesundheit so guttun. Diese Terpene kann man auch riechen. Sie sind zu einem Großteil verantwortlich für die gute Waldluft, die besonders nach einem Regenguss so herrlich aromatisch duftet. Aber selbstverständlich gibt es noch vieles andere zu erschnuppern: frische Blätter und trockenes Laub, Harze, Erde, Kräuter, die Nadeln der Nadelbäume … Mache dich gemütlich auf den Weg, und erkunde die verschiedenen Düfte, z.B., indem du verschiedene Blätter und Nadeln zwischen deinen Fingern zerreibst oder mit deiner Nase ganz nah an Blüten, Erde, Rinden und Hölzer gehst. Entdecke fünf verschiedene Walddüfte mit deiner Nase!

SEHEN:
LIEBE ZUM DETAIL

10-20 MIN.

Der Wald steckt voll unendlich vieler Details. Auch wenn zehn Menschen exakt denselben Waldweg gehen, wird keiner genau dieselben Dinge sehen. Gehe achtsam ein kleines Stück durch den Wald, und halte deine Augen für das Besondere offen, für etwas, was vielleicht nur du gerade siehst – Spinnweben, die in der Sonne glitzern, ein Stein in Herzform, ein Baumstumpf mit einer lustigen Mooskappe … Entdecke drei Dinge, die dir besonders gefallen, und freue dich über deinen »Schatz«.

Jeder Wald ist einzigartig

Ist dir schon einmal aufgefallen, dass sich das Erscheinungsbild eines Waldes innerhalb weniger hundert Meter vom Laub- zum Nadelwald oder vom verwilderten Urwald zu einem ganz »geordneten« Wald ändern kann? Besonders deutlich zeigt sich so etwas natürlich in Mischwaldzonen. Mir war zwar immer bewusst, dass es viele verschiedene Arten von Wäldern gibt, aber wie sehr sich dieser wundersame Mikrokosmos oft auf kleinstem Raum verändert, ist mir erst mit der Zeit aufgefallen. Manche Wälder sind dunkel, andere hell und freundlich. Manchmal wachsen die Bäume riesenhaft und gerade, manchmal sind sie gedrungen und verdreht. Es gibt Wälder, in denen der Boden braun und trocken ist, feucht und viel-

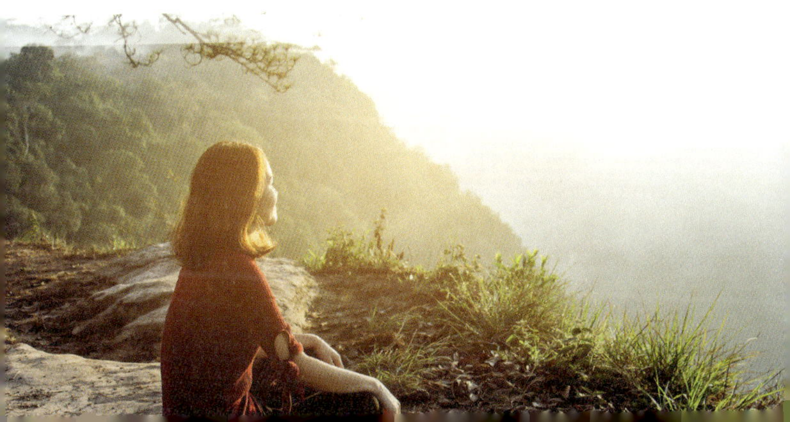

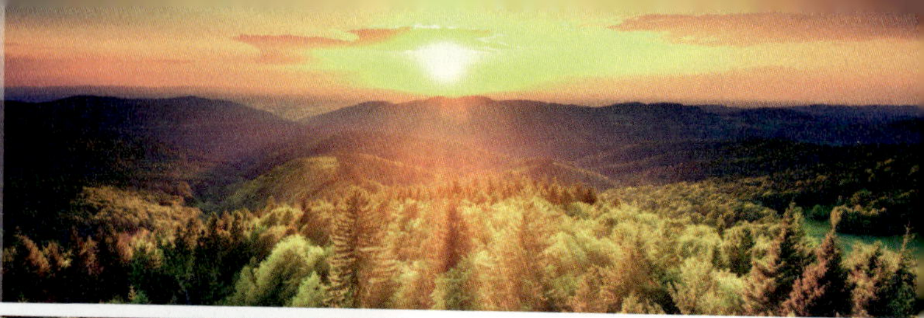

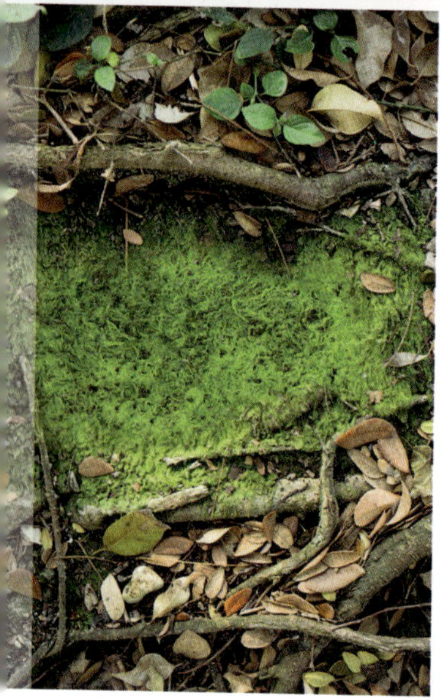

leicht sogar voller grüner Moospölsterchen und knorriger Wurzeln. Es gibt Böden mit weichen Gräsern oder welche mit fast undurchdringlichem Buschwerk. Jeder Wald ist einzigartig in seiner Varietät an Pflanzen, Tieren und Mikroorganismen – je nach Standort, Klima, Bodenbeschaffenheit, Alter und noch vielen anderen Faktoren. Das bedeutet, jeder Wald hat seinen eigenen »Fingerabdruck«. Das macht es der Forschung gar nicht leicht, Wälder beispielsweise hinsichtlich ihrer Wirkung auf unseren Körper zu vergleichen. In einem Punkt ist sich die Forschung aber einig: Jeder Wald, gleich, wie er nun beschaffen ist, tut unserem Körper und unserem Wohlbefinden gut.

Tipp

AUGEN AUF!

Achte bei deinem nächsten Waldspaziergang einmal ganz genau darauf, wie der Wald aussieht. Welche Bäume entdeckst du: Sind es eher Nadel- oder Laubbäume? Wie ist der Boden beschaffen, und wodurch zeichnet sich die restliche Vegetation aus? Wie ist der Lichteinfall, und was kannst du riechen? Spaziere einfach umher, und achte darauf, ob und wie sich das Aussehen des Waldes während deines Spaziergangs verändert.

JEDER WALD HAT SEINEN EIGENEN FINGERABDRUCK

SEELE | NATUR- & KRAFTRITUALE

bei: Entwurzelung | Belastungen | Sorgen | Übergängen in neue Lebensabschnitte | Veränderungen | Kraftlosigkeit

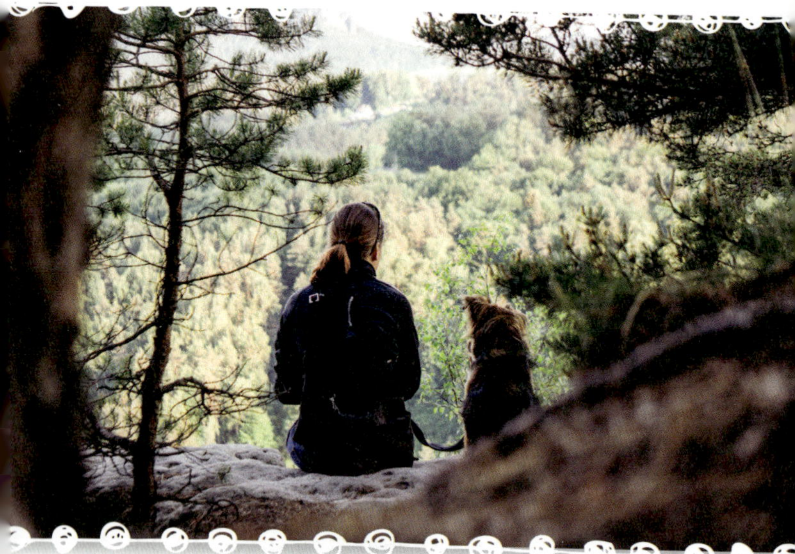

DEIN KRAFTPLATZ

ZEITLOS

Suche dir einen Platz im Wald, von dem du dich angezogen und an dem du dich wohlfühlst. Nimm dir so viel Zeit, wie du magst, und mache es dir gemütlich. Hier ist dein Platz, an dem du meditieren, über Dinge nachdenken oder etwas Erlebtes Revue passieren lassen kannst. Du kannst hier auch malen, schreiben, ein Buch lesen oder einfach nur verweilen, ohne etwas zu tun. Genieße den Wald mit all deinen Sinnen. Du wirst sehen, nach einiger Zeit stellt sich eine gewisse Ruhe in dir ein. Wenn es dir möglich ist, suche den Platz regelmäßig auf, mache es dir zur Gewohnheit. Vielleicht gibt es auch eine kleine Handlung, die du beim Kommen und Gehen durchführst – zum Beispiel eine Affirmation sprechen oder ein Steinchen ablegen …

Tipp:
Gleich, ob dein Kraftplatz nur temporär ist oder ob du immer wieder zurückkehrst: Bewahre dir die Erinnerung an deinen Kraftplatz – so kannst du diese jederzeit im Alltag abrufen, wenn es einmal stressig wird. Ziehe dich dazu ein paar Minuten zurück an einen ungestörten Ort, schließe deine Augen, atme tief und gleichmäßig durch die Nase, und rufe dir deinen Kraftplatz möglichst lebhaft in Erinnerung (siehe dazu die Übung »Wald am Schreibtisch«, S. 50).

Tipp

BÄUME & BAUCHGEFÜHL

Für die einen ist ein Baum ein Baum und mehr nicht. Andere wiederum sehen Bäume als Lebewesen, die auf ihre besondere, ganz eigene Art auch »empfinden«. Ein Ansatz, der praktisch allen alten animistisch geprägten Kulturen eigen ist. Ich möchte dich ermuntern, auch hier deinen ganz eigenen Weg zu gehen, ganz gleich, ob du eher einen rationalen oder spirituellen Zugang hast. Worauf du aber immer hören solltest, ist dein Bauchgefühl, besonders bei der Auswahl von Wäldern, Plätzen und Bäumen. Möglicherweise landest du auf diese Weise plötzlich bei einem kleinen, verdrehten Bäumchen anstatt bei der stattlichen Buche nebenan oder an einem unentdeckten Plätzchen im Wald anstelle der altbekannten Waldlichtung. Und doch wirst du feststellen, dass es genau so passt, dass du dich wohlfühlst und deine Wahl die richtige war. Natur und Intuition gehören einfach zusammen, und damit auch Bäume und unser Bauchgefühl!

WALDMANDALA

15-30 MIN.

Im Wald finden sich auf kleinstem Raum unendlich viele Dinge: Blätter, Wurzeln, Nadeln, Zapfen, Baumfrüchte und vieles mehr. Nimm dir so viel Zeit, wie du magst, mindestens aber 15 Minuten. Mache etwas Platz am Waldboden, suche dir verschiedene Gegenstände aus dem Wald, und dann beginne, aus der Mitte heraus ein Mandala zu legen. Füge Reihe um Reihe hinzu, und lasse dein Waldmandala so groß und so detailreich werden, wie es dir gefällt. Konzentriere dich ganz auf dein Tun, und erfreue dich an dem schönen Ergebnis! Mache es dir zum Ritual, Mandalas zu legen, wann immer du das Bedürfnis hast, zur Ruhe zu kommen. Je gewohnter der Prozess wird, desto schneller findest du dich ein und kannst die Kraft für dich nutzen!

Mandalas (sanskr.; dt.: »Kreis«; abstrakte oder bildhafte Darstellung in Kreis- und manchmal auch Viereckform) finden sich im Buddhismus, im Hinduismus, aber auch in den indigenen Kulturen Amerikas wieder. Sie haben ursprünglich eine magische oder religiöse Bedeutung. Ihre geometrischen Formen sollen positiv auf unsere Psyche wirken. Besonders das Legen oder Malen von Mandalas lässt uns zur Ruhe kommen und hilft uns dabei, uns zu zentrieren.

IM KREISLAUF DER NATUR

ZEITLOS

Es gibt so manchen Ballast, den man immer wieder mit sich trägt. Blickt man zurück, stellt man fest, dass vieles davon unbegründet war oder zumindest schon wieder der Vergangenheit angehört. Auch in der Natur unterliegt alles einem Kreislauf, Dinge kommen und gehen. Blätter wachsen, fallen und werden zu nährstoffreichem Humus, der neue Blätter nährt. Diesen Kreislauf kannst du dir symbolisch zunutze machen, wenn du etwas loslassen möchtest: Konzentriere dich kurz auf das, was du loslassen willst, und dann suche dir ein Blatt, das diesen »Ballast« verkörpern soll. Finde ein Plätzchen, das dich anspricht, und grabe dort eine kleine Kuhle. Lege nun das Blatt hinein, und dann verabschiede dich in Gedanken ganz bewusst von dieser Belastung. Es ist der Zeitpunkt gekommen, dass aus dieser Sorge Gutes erwächst. Überlasse es ruhig dem Kreislauf der Natur, sich darum zu kümmern, und bedecke das Blatt mit einer feinen Schicht Erde. Auf dass alles vergeht und zu einem wertvollen Nährboden für Neues wird – schließlich wachsen auch wir an allen Herausforderungen!

Führe dieses kleine Ritual immer dann durch, wenn du etwas loslassen möchtest, oder, um Übergänge in neue Lebensabschnitte bewusster zu vollziehen.

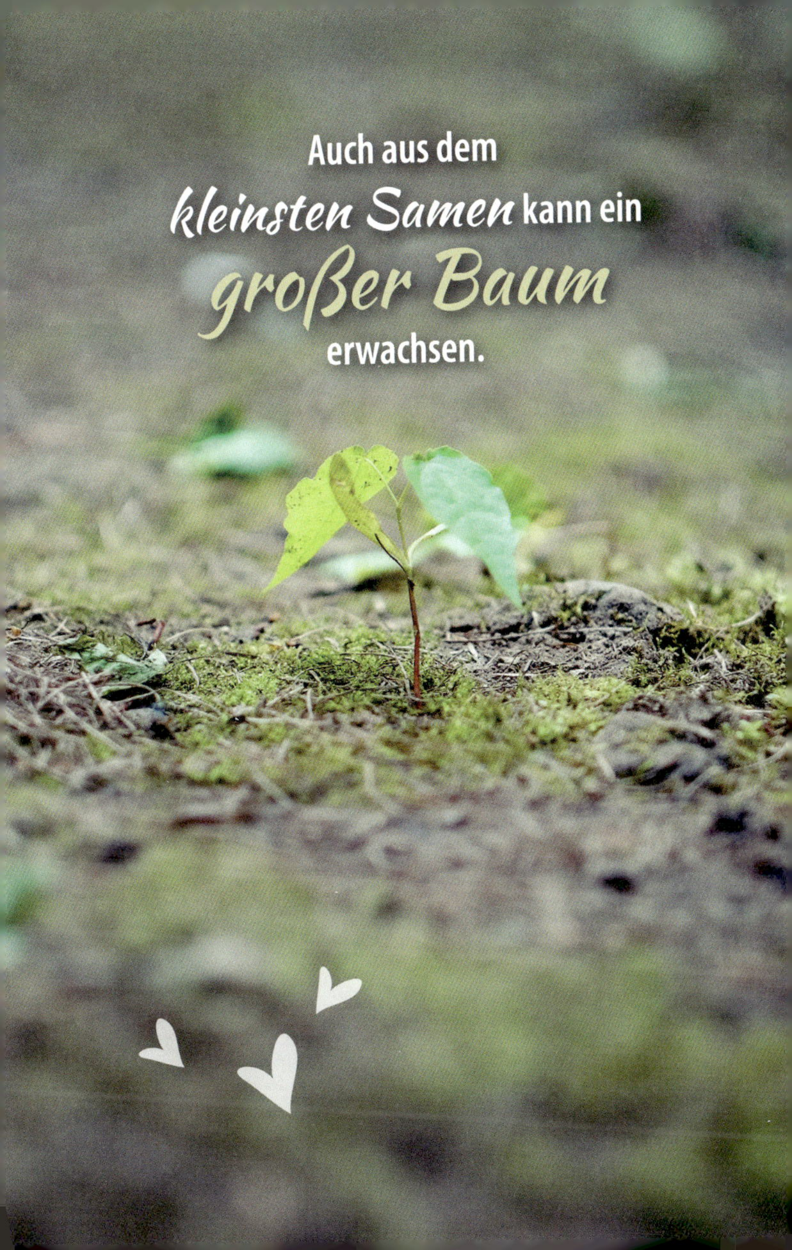
Auch aus dem
kleinsten Samen kann ein
großer Baum
erwachsen.

KEIN BLATT VOR DEM MUND

ZEITLOS

In vielen alten Kulturen werden Bäume verehrt und in ihren Eigenschaften oft sogar »vermenschlicht«. Gleich, was man davon halten mag: Wer gern in den Wald geht, kann sich dem Zauber der Bäume nicht entziehen. Und: Ein Baum ist zweifellos ein guter Zuhörer.

Dich belastet eine bestimmte Sorge oder vielleicht sogar ein Konflikt mit einem Menschen? Dann suche dir in Ruhe einen Baum, der für kurze Zeit zu deinem »Therapeuten« werden darf. Lasse dich ganz von deinem Gefühl leiten. Hast du einen Baum gewählt, dann setze dich zu ihm, und erzähle ihm – wenn es die Umgebung zulässt, am besten laut – von deinen Sorgen. Vielleicht kann der Baum sogar vorübergehend symbolisch für den Menschen stehen, mit dem du einen Konflikt hast. Visualisiere diesen Menschen, und sprich wirklich alles aus, was dir auf dem Herzen liegt. Nimm dabei kein Blatt vor den Mund. Es gibt keine Regeln: Du musst weder höflich sein noch deine Gefühle verbergen. Sprich alles grundehrlich aus, und zwar so lange, bis alles gesagt ist und du dich erleichtert fühlst. So seltsam es auch klingen mag, du wirst wahrscheinlich erstaunt sein über den Effekt.

PS: Ein kleines Dankeschön an den Baum darf an dieser Stelle auch sein!

Nimm dir in regelmäßigen Abständen Zeit, dieses Ritual durchzuführen. Vielleicht geht es in vielen Fällen nur um kleine Dinge, die du »loswerden« möchtest, ab und an wieder um größere. Je öfter du diese Übung durchführst, desto weniger seelischer Ballast sammelt sich an, und Prozesse bleiben im Fluss.

Tipp

WERTVOLLE RITUALE

Es gibt viele verschiedene Arten von Ritualen: alltägliche (wie z. B. das allmorgendliche Kaffeetrinken am Küchentisch, während man die Zeitung liest), religiöse (z. B. die kirchliche Trauung), soziale (z. B. der Handschlag zur Begrüßung) und noch viele weitere. Es gibt Rituale, die unbewusst, und solche, die vollkommen bewusst und mit einer gewissen Absicht ausgeführt werden. Ritualen liegt, vor allem dann, wenn sie ganz gezielt ausgeführt werden, eine Bedeutung stiftende Kraft inne, die uns Ordnung und Sicherheit vermitteln kann. Rituale tun gut, um Übergänge im Leben zu feiern oder zu verarbeiten. Sie können wichtige Ereignisse markieren oder uns einfach nur Freude bereiten. Mache das eine oder andere kleine Ritual zu einem festen Bestandteil deines Waldbesuches. Du könntest beim Betreten »deines« Waldes z. B. immer einen bestimmten Baum berühren, an einer bestimmten Stelle eine kleine Atemübung durchführen oder deinem Lieblingsbaum einen kurzen Besuch abstatten. Diese kleinen Rituale verleihen deinem Spaziergang etwas ganz Besonderes und gleichzeitig Vertrautes – und das bereitet Freude!

BAUMGESCHICHTEN

ZEITLOS

Jeder Baum hat seinen Charakter. Aber kannst du ihn auch spüren? Für manche eine etwas ungewöhnliche Übung – und trotzdem meist mit sehr unterhaltsamen, oft überraschenden Ergebnissen. Suche dir spontan einen Baum aus, der dir gefällt. Sieh ihn dir ganz genau an, und dann setze dich zu seinen Wurzeln. Schließe die Augen, und »höre« hin, was der Baum dir von sich berichtet. Was hat er schon alles gesehen und erlebt? Welche alten Geschichten weiß er zu erzählen? Was für ein Charakter zeichnet ihn aus? Während manche von uns das Gefühl haben, den Baum tatsächlich wie von selbst »sprechen« zu hören, werden andere etwas mehr von ihrer Fantasie einsetzen müssen. Aber was spielt es für eine Rolle? Wichtig ist, dass die Übung dir Freude bereitet, und deiner Fantasie sind keine Grenzen gesetzt!

Kreativität und Fantasie leisten einen wertvollen Beitrag zu unserem Wohlbefinden: Kreative Übungen machen nicht nur Spaß, sondern wirken entspannend, schlagen eine Brücke zwischen der linken und der rechten Gehirnhälfte und regen unseren Geist an. Darum lasse dir bei deinen Waldbesuchen immer wieder einmal eine Geschichte von den Bäumen erzählen, und mache Pause vom Alltag!

DER RAT DER BÄUME

5-15 MIN.

Es gibt diese kleinen und großen Momente im Leben, in denen man einfach auf keinen »grünen Zweig« kommt und guter Rat teuer ist. Manchmal bekommt man eine Reihe von gut gemeinten Ratschlägen, und doch ist keiner dabei, der sich »richtig« anfühlt. Wenn es dir wieder einmal so geht, dann bitte einfach die Bäume um Rat. Formuliere dazu – vielleicht schon, während du gemächlich durch den Wald spazierst – deine Frage. Achte darauf, dass sie klar und deutlich ist. Dann suche »deinen« Baum oder eine ausgewählte Baumgruppe auf, und mache es dir an den Wurzeln bequem. Schließe, wenn du möchtest, deine Augen, und atme ein paar Minuten lang ganz ruhig und bewusst. Sobald du zur Ruhe gekommen bist, wende dich an deinen Baum oder die Baumgruppe, und bitte um eine Antwort. Stelle die Frage, die du zuvor formuliert hast, laut oder in Gedanken. Und nun höre genau hin oder vielmehr in dich hinein, welchen Impuls oder welche Antwort du erhältst. Gleich, ob die Antwort vom Baum selbst kommen mag oder den unendlichen Weiten deines Unterbewusstseins entspringt: Das Ergebnis ist oft erstaunlich. Folge dem ersten Impuls, er ist in der Regel immer der richtige! Falls du noch etwas unsicher bist, dann probiere diese

Übung zuerst mit kleinen, weniger wichtigen Fragen aus. Du wirst staunen, wie gut es klappt!

Mache es zu einem kleinen Ritual, bei jedem Waldbesuch einem Baum eine Frage zu stellen, die dich bewegt – auch wenn es nur eine unbedeutende ist. So schulst du deine ureigene Intuition!

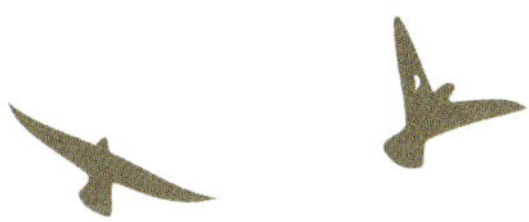

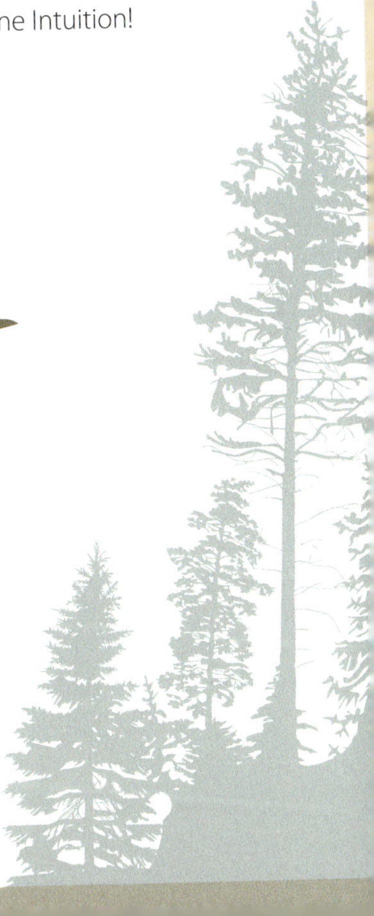

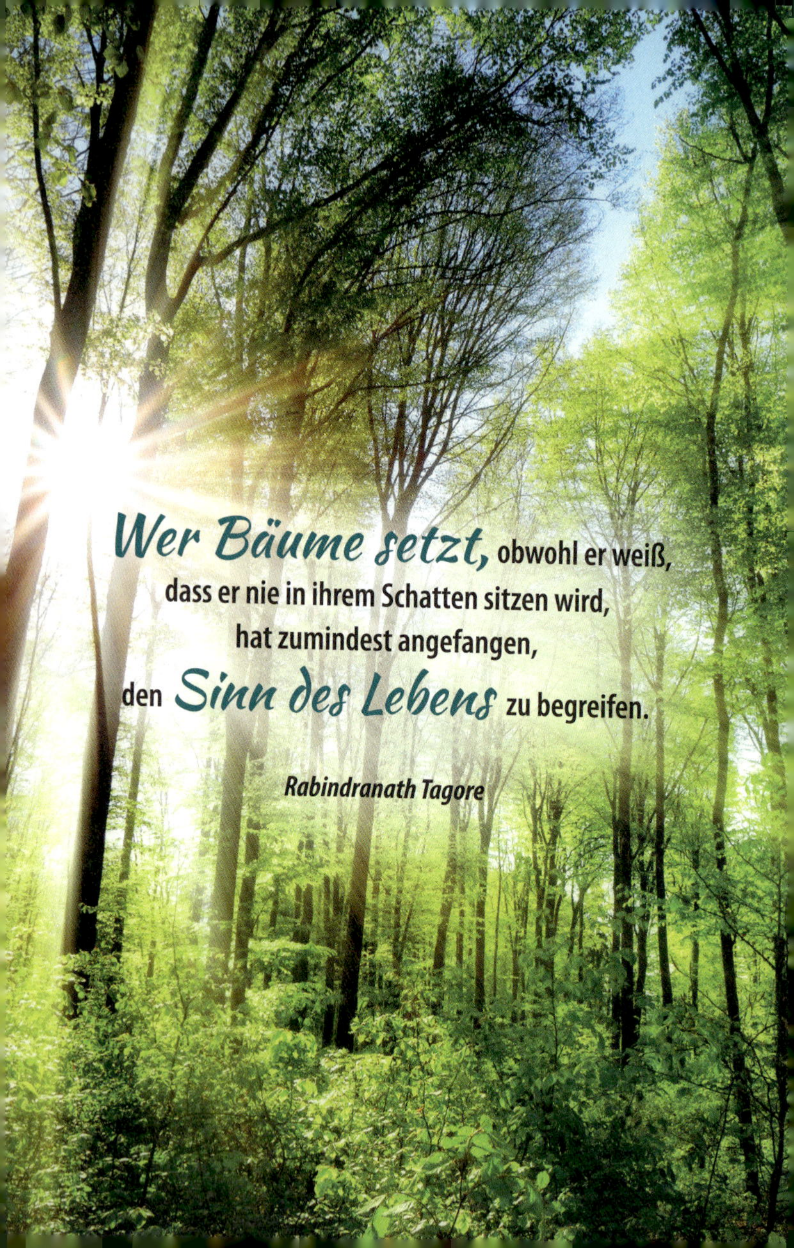
Wer Bäume setzt, obwohl er weiß,
dass er nie in ihrem Schatten sitzen wird,
hat zumindest angefangen,
den Sinn des Lebens zu begreifen.
Rabindranath Tagore

EINE STARKE SCHULTER

10-30 MIN.

Es gibt Zeiten, in denen wir anlehnungsbedürftig sind. Sei es, weil wir irgendwie aus der Balance geraten sind, uns etwas traurig oder verzweifelt macht oder wir uns allein und schwach fühlen. In so einer Zeit ist die »starke Schulter« eines lieben, vertrauten Menschen Gold wert. Aber nicht immer ist gerade so ein Mensch zur Stelle. Auch fühlt man sich manchmal zwar anlehnungsbedürftig, möchte aber lieber allein sein – gerade dann kann ein Baum gute Dienste leisten, so seltsam das im ersten Moment vielleicht klingen mag:

Mache dich auf zu einem kleinen Spaziergang in den Wald, selbst wenn es dich vielleicht zu Beginn etwas Kraft kostet. Du wirst sehen, dein Waldbesuch ist jede Mühe wert! Spaziere etwas abseits des Weges, und suche dir einen Baum aus. Lasse dich dabei unbedingt von deinem Bauchgefühl leiten! Wenn du einen passenden Baum gefunden hast, dann lehne dich mit dem Rücken an ihn, und schließe deine Augen. Bäume haben etwas Großes und Starkes an sich. Und: Sie sind lebendig. Genau das kann man spüren, wenn man sich darauf einlässt. Nimm ganz bewusst die Kraft des Baumes wahr, wie er fest verwurzelt dasteht.

Spüre die Ruhe, die er ausstrahlt, und die Gelassenheit, mit der er seit Jahrzehnten, vielleicht sogar seit Jahrhunderten, Wind und Wetter trotzt. Verinnerliche diese Bilder, und genieße das Gefühl, dich an ein so starkes Wesen lehnen zu dürfen. Bleibe so lange an den Baum gelehnt stehen, bis du merkst, dass du dich leichter und ruhiger fühlst.

Vielleicht findest du mit der Zeit sogar »deinen« Baum. Dann besuche ihn regelmäßig bei deinen Waldspaziergängen, und lehne dich an ihn, wenn dir danach ist!

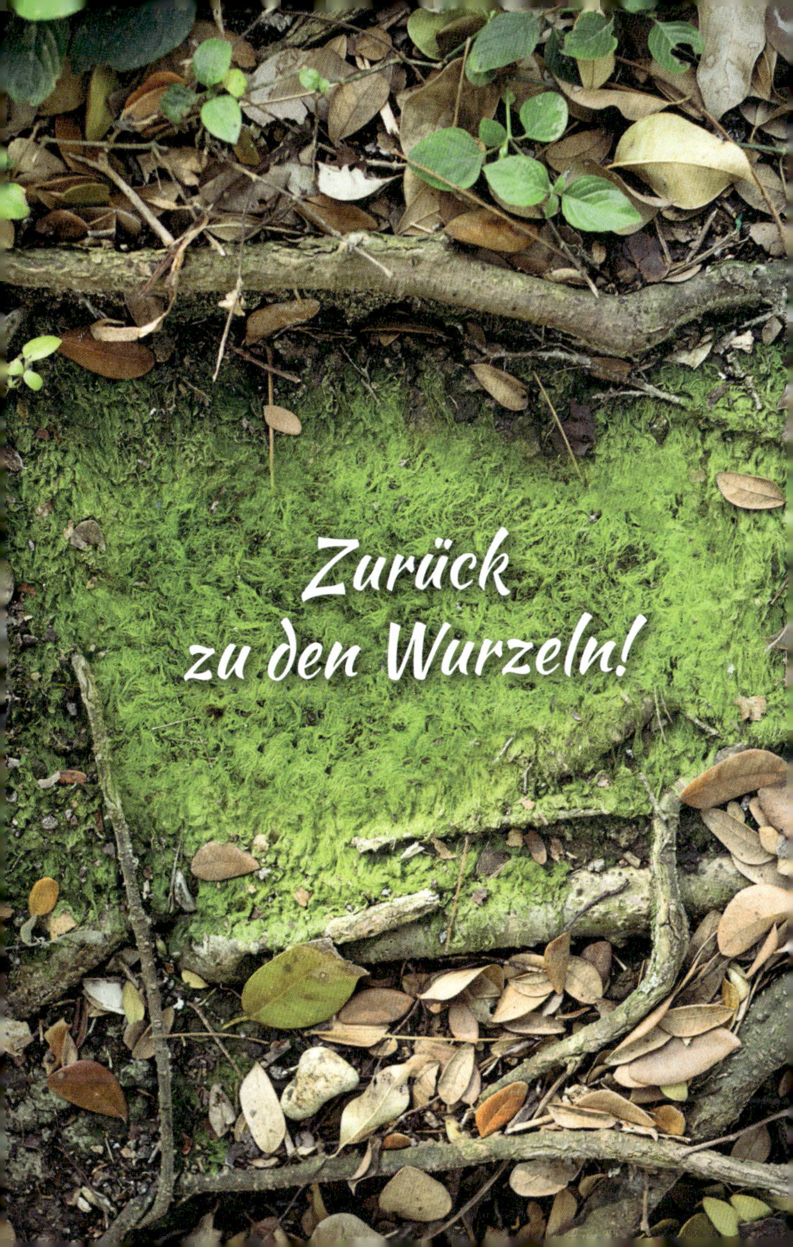
Zurück
zu den Wurzeln!

WUNSCHBAUM

15-30 MIN.

Wir alle wünschen uns manchmal etwas und hoffen, dass sich unser Wunsch auf wundersame Weise erfüllt. Nicht immer liegt es in unseren Händen, und doch kann man zumindest seinen Geist ganz bewusst in Richtung der Wunscherfüllung lenken und damit seinen Beitrag leisten. Und sei es nur das gute Gefühl, bewusst etwas getan zu haben. Ein hawaiianisches Sprichwort sagt: »Energie folgt der Aufmerksamkeit«, und genau darum geht es auch bei diesem Ritual:

Besorge dir im Vorhinein ein Blatt oder einen Block unbehandeltes Naturpapier und einen Stift. Dann begib dich zu deinem Lieblingsbaum oder zu einem anderen Baum, der dich anspricht, und mache es dir an seinen Wurzeln gemütlich. Gehe in dich, und widme einige Minuten oder mehr gedanklich deinem Wunsch. Stelle dir so gut wie möglich vor, wie du dich fühlst, wenn der Wunsch in Erfüllung gegangen ist. Male dir alles ganz genau aus. Freue dich, als wäre alles bereits so eingetroffen, wie du es dir ersehnt hast, und sei zutiefst dankbar dafür. Versuche, ein möglichst intensives positives Gefühl in dir hervorzurufen. Wenn du davon ganz erfüllt bist, dann notiere kurz und prägnant deinen Wunsch auf einem kleinen Stück Papier. Aber Achtung: Formuliere deinen Wunsch nicht in der Zukunftsform, sondern in der Gegenwart. Wünschst du dir beispielsweise ein Haus im Wald, dann schreibe nicht: »Ich wünsche mir ein Haus im Wald!«, sondern: »Ich bin dankbar für mein wunderschönes Haus im Wald!« Falte oder rolle das kleine Papier nun winzig klein zusammen. Stelle dich vor den Baum, denke noch einmal intensiv an deinen Wunsch, stecke ganz vorsichtig das Stück Papier zu den Wurzeln, und übergib deinen Wunsch so symbolisch an den Baum! Am besten verschwendest du nach diesem Ritual keine großen Gedanken mehr an deinen Wunsch und vertraust auf seine Erfüllung.

Mache es dir zu einem kleinen Ritual, deine Wünsche immer wieder einmal dem Wunschbaum zu überbringen. So lernst du, sie genau zu formulieren und dich zu fokussieren, und gleichzeitig, dich von einengenden Gedanken zu lösen und auf das Schicksal zu vertrauen.

BILDNACHWEIS

BILDER VON DER BILDDATENBANK www.shutterstock.com:

Stilelemente (auf allen Seiten):

Blätter & Herzen: #724418677 (©Alewiena art), Zweig: #176132768 (©Iriskana), Waldillustration: #584117563 (©Potapov Alexander), Vögel & Übungssymbol »Geist«: #524823490 (©Ihnatovich Maryia), Übungssymbol »Herz«: #263622626 (©Ruslana_Vasiukova), Übungssymbol »Körper«: #644700973 (©Abert), Übungssymbol »Sinne«: #446313718 (©Subidubi), Perlenornament: #162473483 (©Eva Kali)

Weitere Bilder:

S. 5: #562579126 (©cla78), S. 7: #613289783 (©Smileus), S. 8-9: # 162391226 (©zlikovec), S. 14: #712654210 (©siro46), S. 14: #159161609 (©Pawel Michalowski), S. 21: #197120090 (©KPG_Payless), S. 29: #522743866 (©frankie's), S. 29: #661305910 (©Chana557), S. 29: # 464521754 (©Jacob Lund), S. 32: #378659383 (©Comaniciu Dan), S. 38: #542844424 (©jeafish Ping), S. 38: # 661870237 (©Nemova Oksana), S. 40: #700244695 (©Dezajny), S. 40: #736915066 (©Mita Stock Images), S. 49: #141796315 (©Ivakoleva), S. 49: #295991255 (©everst), S. 53: #307990430 (©Lolostock), S. 52-53: #633597044 (©Alexander Kirch), S. 54: #460667482 (©Jacob Lund), S. 69: #586193756 (©Fecundap stock), S. 70: #276530600 (©Smileus), S. 70: #249555160 (©Nutnarin Khetwong), S. 2: #665253334 (©FoapAB), S 77: #646256254 (©Elena Schastlivaya), S. 84: #393414121 (©Smileus), S. 87: #249555160 (©Nutnarin Khetwong), S. 91: #750923374 (©Marina Suslova)